Mythos Rückenschmerzen

Warum Bettruhe und Schmerzmittel nicht mehr wirken…

Für Fragen und Anregungen:

praxis@gutegelenke.de

Mythos Rückenschmerzen – Warum Bettruhe und Schmerzmittel nicht mehr wirken…

Copyright © by Ivan Golovko – alle Rechte vorbehalten. Das Kopieren, die Digitalisierung, die Farbentfremdung sowie das Herunterladen z. B. in den Arbeitsspeicher, das Smoothing, die Komprimierung in ein anderes Format und Ähnliches stellen unter anderem eine urheberrechtlich relevante Vervielfältigung dar. Verstöße gegen den urheberrechtlichen Schutz sowie jegliche Bearbeitung der hier erwähnten schöpferischen Elemente sind nur mit ausdrücklicher vorheriger Zustimmung des Autors zulässig. Zuwiderhandlungen werden unter anderem strafrechtlich verfolgt!

ISBN: 978-3-00-075910-9

Druck: Libri Plureos GmbH, Friedensallee 273, 22763 Hamburg

Weitere Informationen finden Sie hier:

www.gutegelenke.de

Inhaltsverzeichnis

Warum Bettruhe und Schmerzmittel nicht mehr wirken i

Vorwort 1

1. Rückenschmerzen: Was Sie wissen müssen. 3

    Welche Formen des Rückenschmerzes gibt es? 4

        Rückenschmerzen mit oder ohne erkennbare Ursache .. 4

        Akute und chronische Rückenschmerzen 4

    Wie häufig kommen Rückenschmerzen vor? 5

2. Fakten über Rückenschmerzen 6

    14 Fakten über Rückenschmerzen 6

        1. Eine MRT ist nur selten nötig 6

        2. Bildgebende Verfahren sollten mit Vorsicht interpretiert werden 7

        3. Rückenschmerzen werden nicht verursacht, „weil etwas nicht mehr an seinem Platz ist"! 8

        4. Bettruhe ist nicht hilfreich 9

5. Mehr Rückenschmerzen bedeutet nicht mehr Schaden am Rücken 10

6. Eine Operation ist nur selten erforderlich 11

7. Schultaschen sind sicher – Sorgen diesbezüglich müssen nicht sein 12

8. Die perfekte Sitzhaltung existiert nicht 12

9. Heben und Beugen sind sicher 13

10. Vermeiden von Aktivitäten oder sich übervorsichtig bewegen wird langfristig nicht helfen 14

11. Schlechter Schlaf beeinflusst die Rückenschmerzen 15

12. Stress, schlechte Laune und Sorgen beeinflussen die Rückenschmerzen 15

13. Bewegung tut gut und ist sicher 16

14. Anhaltende Rückenschmerzen KÖNNEN besser werden 17

3. Die Anatomie des Rückens 19

Steckbrief Rücken 19

    Die Wirbelsäule 20

    Die Bandscheiben 23

    Muskulatur und Bänder... 25

4. Vielfältige Ursachen, warum der Rücken Schmerzen kann 27

    Rückenschmerzen – häufige Auslöser 27

    Jäh und heftig: Akute Rückenschmerzen 29

        Angeborene Fehlbildungen 32

        Altersbedingte Rückenschmerzen 33

    Chronische Schmerzen 34

    Rückenschmerzen innerhalb des rheumatischen Formenkreises 35

        Arthrose 35

        Osteoporose 37

        Fibromyalgie-Syndrom (FMS) 39

    Rückenschmerzen als Signal 40

Risikofaktoren 42

5. Behandlungsmöglichkeiten bei Rückenschmerzen 44

    Was tun bei akuten Rückenschmerzen? 44

        Bewegung 44

        Pausen zur Entspannung 45

        Wärme zuführen 45

        Manuelle Therapie 45

        Den Lebensstil überdenken 46

    Die Behandlung chronischer Rückenschmerzen 46

        Multimodale Therapie 47

        Schmerzen managen 49

        Bewegungsprogramme 50

        Manuelle Therapie 51

        Entspannung 51

        Yoga 52

Kognitive Verhaltenstherapie 52

Ergotherapie 53

Ergonomie 53

Medikamente bei chronischen Rückenschmerzen 54

Operationen 55

Rückenschmerzen und Sport? 56

Arbeiten trotz Rückenschmerzen? 57

Leben mit chronischen Schmerzen 58

6. So helfe ich mir selbst! Vorbeugen und Gegenstrategien entwickeln 60

Bewegung macht fit 60

Den Rücken trainieren – mit diesen Sportarten gelingt es 61

Bei diesen Sportarten Vorsicht 63

Rückentraining der sanften Art 64

Die besten Übungen für Ihren Rücken 66

Informationen zu den Übungen 67

Informationen zur Durchführung 67

Schwierigkeitsgrad „Leicht" 69

    Übung 1: Die Beckenschaukel 69

    Übung 2: Der Fersenschieber 71

    Übung 3: Der Armheber 73

    Übung 4: Spannungsübung 75

    Übung 5: Dehnung der Oberschenkelrückseite 77

Schwierigkeitsgrad „Mittel" 79

    Übung 1: Der Katzenbuckel 79

    Übung 2: Planke 81

    Übung 3: Der Adler 83

    Übung 4: Der bewegliche Tisch 85

    Übung 5: Entlastungsstellung im Vierfüßlerstand 87

Schwierigkeitsgrad „Anspruchsvoll" 89

    Übung 1: Der Wirbelroller 89

    Übung 2: Der starke Armdreher 91

    Übung 3: Skorpion 93

    Übung 4: Der Schwimmer 95

    Übung 5: Dehnung des Hüftbeugemuskels 97

7. Den inneren Schweinehund überwinden 99

    1. Formulieren Sie Ihren Plan positiv 99

    2. Denken Sie an die positiven Effekte 100

    3. Entsorgen Sie Emotionsmüll 100

    4. Erst leisten, dann belohnen 100

    5. Tun Sie Gutes und reden Sie darüber 100

    6. Planen Sie in kleinen Schritten 101

    7. Machen Sie feste Pläne 101

    8. Suchen Sie Mitstreiter 101

    9. Probieren Sie es mit Musik 101

10. Suchen Sie Freude 102

Weitere Tipps für einen rückenschonenden Alltag 102

Am Schreibtisch 102

Anspruch auf einen rückenfreundlichen Arbeitsplatz 104

Bett 105

Auf den Beinen 106

Ich bin stark! Lernen, mit dem Schmerz zu leben 107

Ich nehme mein Leben in die Hand 108

Ich bin nicht allein 108

8. Hilft Physiotherapie bei Rückenschmerzen? 110

Physiotherapie kann bei einer Vielzahl von Beschwerden helfen 111

Doch hilft Physiotherapie auch bei Rückenschmerzen? 112

Bei welcher Art von Rückenschmerzen hilft Physiotherapie? 113

Wie läuft eine Erstbehandlung beim Physiotherapeuten ab? 114

Wie hilft aktive Physiotherapie bei Rückenschmerzen? 115

Diese aktiven Übungen könnte Ihr Physiotherapeut mit Ihnen durchführen 116

    Ausdauertraining 116

    Dehnübungen 117

    Kräftigungsübungen 117

Wie hilft passive Physiotherapie bei Rückenschmerzen? 118

Was muss ich nach der Physiotherapie bei Rückenschmerzen beachten? 119

Gibt es Nebenwirkungen der Physiotherapie bei Rückenschmerzen? 120

9. Bonuskapitel – Fuß- und Rückenschmerzen 123

Rückenschmerzen durch Fußleiden? 124

    Knick-, Senk- und Plattfuß 124

    Spreizfuß 125

    Hallux valgus (Ballenzeh) 125

Fersensporn 126

Training für den Fuß 127

Barfußlaufen hilft bei Rückenschmerzen 128

So oft wie möglich raus aus festem Schuhwerk 130

Faszientraining mit Ball oder Holzkugeln 130

„Zehengreifer" kräftigt die Zehenmuskulatur 131

Schuhe kaufen: Tipps für gesunde Füße 132

Tipps für gesunde Füße 132

Tipps für den Schuhkauf 133

Quellen 138

Vorwort

Sie halten gerade ein Buch in den Händen, das Ihnen als Guide und Führer helfen wird, Ihre Rückenschmerzen zu verstehen und endlich in Angriff zu nehmen. Auch wenn Sie derzeit keine Beschwerden haben, ist die Statistik in dem Bereich besorgniserregend, denn jede Person leidet mindestens einmal im Laufe ihres Lebens an Rückenschmerzen, die zudem als eine der häufigsten Ursachen für Arbeitsunfähigkeit gelten. Ich als Physiotherapeut behandle tagtäglich Rückenschmerzen und musste feststellen, dass über 90 % der Fälle auf den Lebensstil zurückzuführen sind. Bewegungsmangel, Kompensationsmechanismen und schlechte Gewohnheiten lassen sich durch einen guten Mix von körperlicher Aktivität und Lebensstiländerung beheben. Mit diesem Buch werde ich Ihnen helfen, Ihre Rückenschmerzen zu verstehen und selbstständig in den Angriff zu nehmen. Allein wenn Sie die Tipps aus diesem Buch in Ihrem Alltag anwenden, sollte sich eine deutliche Linderung der Beschwerden einstellen. Sollten Sie trotzdem immer noch Schmerzen haben, wenden Sie sich bitte an Ihren Physiotherapeuten.

Ein kleiner Disclaimer zur Berufspolitik…

In Deutschland haben Physiotherapeuten keinen direkten Zugang zu ihren Patienten, weshalb diese oft den Umweg über einen Arzt gehen, bevor die Therapie starten kann. Die Wartezeit auf einen Termin bei einem Orthopäden kann drei Monate und länger dauern. Demnach ist der Rückenschmerz bei der Patientin oder dem Patienten bereits chronisch, wenn sie oder er zu mir in der Praxis kommt, was den Erfolg der Behandlung deutlich erschwert und zu Frustration auf beiden Seiten führt. Dieses Problem wäre mit einem Direktzugang zur Physiotherapie gelöst. Es gibt zwar die Möglichkeit, über den Heilpraktiker als Physiotherapeut den Direktzugang zu erlangen, jedoch ist das langfristig für die Berufsgruppe der Physiotherapeuten keine tragfähige Lösung.

Daher habe ich die Patienten immer wieder darauf hingewiesen, dass sie sich im Falle von Rückenschmerzen zuerst an ihren Physiotherapeuten wenden und nicht den Umweg über den Arzt gehen sollten. Physiotherapeuten sind Experten für unspezifische Rückenschmerzen und sollten auch so in der Gesellschaft wahrgenommen werden. Auch wenn Ihr Physiotherapeut keine Ausbildung zum Heilpraktiker absolviert hat, kann er Sie präventiv behandeln und beraten.

Lassen Sie uns nun in die Lektüre eintauchen, damit Sie Ihre Rückenschmerzen verstehen und Ihrem Schmerzproblem auf den Grund gehen können.

1. Rückenschmerzen: Was Sie wissen müssen.

Rückenschmerzen sind Beschwerden des unteren Rückens. Das ist der Bereich der Lendenwirbelsäule zwischen dem Ansatz der Rippen bis zur Hüfte. Meist sind die Schmerzen ungefährlich und vergehen auch ohne Behandlung nach wenigen Tagen bis Wochen wieder. Rückenschmerzen können aber immer wieder auftreten oder chronisch werden und über mehrere Monate bestehen. Nur selten ist eine ernsthafte Erkrankung die Ursache.

Rückenschmerzen werden auch Kreuzschmerzen genannt, in der Fachsprache wird der Begriff „Lumbalgie" verwendet. Probleme im Nacken- und Schulterbereich gehören nicht dazu. Schmerzen im unteren Rücken zählen zu den häufigsten Beschwerden überhaupt. Etwa 85 % der Bevölkerung – also zirka acht von zehn Menschen – sind mindestens einmal im Leben davon betroffen.

Welche Formen des Rückenschmerzes gibt es?

Rückenschmerzen mit oder ohne erkennbare Ursache

Wenn eine klare Ursache für die Schmerzen im Rücken erkennbar ist, wird von „spezifischen" Rückenschmerzen gesprochen. Die auslösende Ursache kann im Rücken selbst oder auch in anderen Körperregionen zu finden sein.

In den meisten Fällen lässt sich allerdings kein eindeutiger Auslöser für Rückenschmerzen feststellen. Diese Rückenschmerzen nennt man „nicht spezifisch" oder „unspezifisch".

Akute und chronische Rückenschmerzen

Rückenschmerzen können nach ihrer Dauer wie folgt unterteilt werden:

- Akute Rückenschmerzen: Dauer bis zu sechs Wochen
- Subakute Rückenschmerzen: Dauer sechs bis zwölf Wochen (Übergangsstadium zu chronischen Rückenschmerzen)

- Chronische Rückenschmerzen: Dauer länger als zwölf Wochen

In diesen Zeiträumen können die Schmerzen unterschiedlich stark sein. Zudem wird von einem Wiederauftreten (Rezidiv) gesprochen, wenn nach einer beschwerdefreien Phase von mindestens sechs Monaten erneut Schmerzen auftreten.

Wie häufig kommen Rückenschmerzen vor?

In Deutschland sind Rückenschmerzen weitverbreitet. Nach einer groß angelegten Rückenschmerzstudie aus dem Jahr 2007 waren 85 % aller befragten Personen bereits einmal in ihrem Leben von Rückenschmerzen betroffen. Am Tag der Befragung verspürten 37 % der Teilnehmer Rückenschmerzen.

31 % der Erwachsenen in Deutschland hatten in ihrem Leben bereits einmal chronische, also länger als zwölf Wochen andauernde Rückenschmerzen. 21 % klagten in den letzten zwölf Monaten über chronische Rückenschmerzen.

2. Fakten über Rückenschmerzen

14 Fakten über Rückenschmerzen

Um kaum ein anderes orthopädisches Krankheitsbild ranken sich ähnlich viele Mythen und Behandlungsmöglichkeiten – sowohl seriöse als auch unseriöse – wie um Rückenschmerzen. Sollten Sie schon einmal davon betroffen gewesen sein, werden Sie sicherlich noch wissen, dass fast jede Person, der Sie davon erzählt haben, einen gut gemeinten Rat für Sie parat hatte. So vielfältig wie die Behandlungsmöglichkeiten sind aber auch die Rückenbeschwerden. Daher möchte ich Ihnen einen kurzen Überblick über die wissenswertesten Fakten geben.

1. Eine MRT ist nur selten nötig

MRT ist die Abkürzung für Magnetresonanztomographie. Hierbei handelt es sich um ein bildgebendes Verfahren, mit dem Krankheiten festgestellt werden können. Im Gegensatz zum Röntgen wird bei der MRT keine Strahlung verwendet, sondern mithilfe von Magnetfeldern werden zwei- oder dreidimensionale Bilder vom Inneren des menschlichen Körpers erstellt.

Ein Bild sagt mehr als 1000 Worte, aber stimmt das auch in Bezug auf Rückenschmerzen?

Spezialisten aus dem Gesundheitswesen empfehlen, eine MRT nur „im Ernstfall" durchzuführen. Dies Untersuchung ist nur bei einer kleinen Anzahl von Menschen mit Rückenschmerzen wirklich hilfreich (< 5 %). Eine Beratung mit einer Fachfrau/einem Fachmann wie bspw. einer Physiotherapeutin/einem Physiotherapeuten hilft bei der Beurteilung, ob ein bildgebendes Verfahren notwendig ist. Als Entscheidungsgrundlage dienen die Anamnese, die Krankheitsgeschichte und die angegebenen Symptome.

2. Bildgebende Verfahren sollten mit Vorsicht interpretiert werden

Der Befund nach dem Einsatz eines bildgebenden Verfahrens heißt nicht, dass man Schmerzen haben muss!

Die vorherrschende Meinung ist immer noch, dass die Radiologie durch ihre bildgebenden Verfahren uns dabei unterstützt, die Lösung für das Problem „Rückenschmerzen" zu finden. Jedoch hat sich erwiesen, dass das häufig nicht der Fall ist. Die bildgebenden

Verfahren zeigen oft Dinge auf, die nur wenig mit dem Rückenschmerz im Zusammenhang stehen. Tatsächlich geht aus Studien hervor, dass auch Menschen ohne Rückenschmerzen Befunde wie Vorwölbungen der Bandscheiben (52 %), Degenerationen oder Black Disc (= massive Degeneration, die zu einer verminderten Aufnahme von Gewebsflüssigkeit führt) (90 %), Bandscheibenvorfälle (28 %) und arthrotische Veränderungen (38 %) aufweisen. Erinnern Sie sich: Diese Menschen haben keine Schmerzen!

3. Rückenschmerzen werden nicht verursacht, „weil etwas nicht mehr an seinem Platz ist"!

Die Aussage eines Patienten aus dem Praxisalltag:

„Ein Wirbel ist verschoben, deswegen habe ich Rückenschmerzen und komme in die Physiotherapie."

Es existieren keine Beweise, dass Rückenschmerzen durch deplatzierte Knochen, Gelenke oder ein verschobenes Becken entstehen. Bei Menschen mit Rückenschmerzen zeigen bildgebende Verfahren keine Verschiebungen von Bandscheiben, Knochen oder Gelenken. Bei einer kleinen Anzahl an Personen, die eine Veränderung in der Statik ihrer Wirbelsäule aufweisen, scheint kein Zusammenhang mit den Rückenschmerzen zu bestehen, jedoch ist zu erwähnen, dass sich Menschen nach einer Behandlung wie z. B. einer Manipulation besser fühlen.

Dieses Gefühl entsteht durch eine kurzfristige Schmerzlinderung, Verminderung der Muskelspannung und Angst und nicht durch die Neuausrichtung von Körperstrukturen.

4. Bettruhe ist nicht hilfreich

Wer rastet, der rostet.

In den ersten Tagen nach einer Rückenverletzung kann es hilfreich sein, belastende Aktivitäten zu vermeiden, so wie wir das bei anderen Verletzungen, z. B. nach einer Verstauchung des Fußes, ebenfalls tun. Jedoch besteht eine klare Evidenz, dass es wichtig ist, aktiv zu werden und nach und nach alltägliche Aufgaben, wie Arbeit und Hobbys, um die Genesung zu begünstigen. Im Gegensatz dazu führt längere Bettruhe zu einem erhöhten Schmerzniveau, einer größeren Behinderung, schlechteren Erholung und einer längeren Abwesenheit von der Arbeit. In der Tat scheint es, dass eine Person, die aufgrund von

Rückenschmerzen länger im Bett bleibt, schlimmere Schmerzen erleidet.

5. Mehr Rückenschmerzen bedeutet nicht mehr Schaden am Rücken

Das Schmerzempfinden ist so individuell wie der Mensch an sich.

Das hört sich seltsam an, aber mittlerweile weiß man, dass mehr Rückenschmerzen nicht automatisch mehr Schaden am Rücken bedeuten. Zwei Individuen mit der gleichen Art von Verletzung können unterschiedliche Schmerzstärken empfinden. Der Grad der Schmerzempfindung ist abhängig von verschiedenen Faktoren, einschließlich der Situation, in der der Schmerz auftritt. Vorherige Schmerzerfahrungen, die Stimmung, Ängste, Fitness, Stress, Bewältigungsstrategien – dies alles beeinflusst das Schmerzempfinden. Unser Nervensystem hat die Fähigkeit zu regulieren, wie viel Schmerz eine Person zur gegebenen Zeit empfindet. Wenn jemand Rückenschmerzen hat, könnte es sein, dass sein Nervensystem überempfindlich geworden ist, obwohl die Verletzung bereits ausgeheilt ist. Das bedeutet, dass Menschen bei Bewegungen oder anderen Aktivitäten mehr

Schmerzen empfinden, ohne dabei ihrer Wirbelsäule zu schaden. Sobald diese Personen zwischen dem „Schmerz, über den sie sich Sorgen machen", und dem „Schaden, der ihrem Rücken zugefügt worden ist", unterscheiden können, wird die Behandlung einfacher.

6. Eine Operation ist nur selten erforderlich

Konservativ vs. operativ?

Nur bei einem kleinen Teil von Patienten mit Rückenschmerzen ist eine Operation erforderlich. Die meisten können ihre Situation so managen, dass sie aktiv bleiben, ein besseres Verständnis bezüglich ihrer Schmerzen entwickeln und die Faktoren erkennen, welche für ihre Schmerzen verantwortlich sind. Diese Einstellung sollte ihnen ermöglichen, ihre alltäglichen Aktivitäten auszuführen, ohne auf einen chirurgischen Eingriff zurückzugreifen. Mittel- und langfristig gesehen, bringen Operationen an der Wirbelsäule keine besseren Ergebnisse als konservative Interventionen wie z. B. Bewegung und Physiotherapie.

7. Schultaschen sind sicher – Sorgen diesbezüglich müssen nicht sein

Die Kinder tragen keine schädliche Last.

Viele Personen glauben, dass Kinder, welche einen Schulsack tragen, Rückenschmerzen bekommen können. Allerdings kann wissenschaftlich kein Zusammenhang zwischen dem Gewicht des Schulsacks und den Kindern, die Rückenschmerzen bzw. keine Rückenschmerzen entwickeln, festgestellt werden. Wie auch immer: Wenn ein Kind oder dessen Eltern das Gefühl haben, der Schulsack sei zu schwer, ist die Wahrscheinlichkeit groß, dass das Kind Rückenschmerzen entwickelt. Dies verdeutlicht den Einfluss von Angst auf die Entstehung von Rückenschmerzen. In Anbetracht dessen, dass Kinder immer inaktiver werden und das Risiko von Übergewicht steigt, ist das Tragen eines Schulsacks eine gute Bewegungsübung.

8. Die perfekte Sitzhaltung existiert nicht

Kerzengerade oder wie ein Kartoffelsack?

Sollten wir alle gerade sitzen? Entgegen vorherrschender Meinungen kann keine spezifische, statische Sitzhaltung

Rückenschmerzen reduzieren oder verhindern. „Verschiedene Personen, verschiedene Sitzhaltungen." Die einen berichten über mehr Schmerzen beim Geradesitzen, andere beim gebeugten Sitzen. Auch wenn das gebeugte Sitzen einen schlechten Ruf hat, existiert kein wissenschaftlicher Nachweis dazu. Viele Menschen mit Rückenschmerzen bemühen sich sogar um eine sehr steife Haltung mit wenig Abwechslung und leiden weiterhin unter den Schmerzen (z. B. extrem aufrecht sitzen). Das Wichtigste ist somit, dass man die Haltung variiert und sich in einer vertrauten, entspannten und abwechslungsreichen Art und Weise bewegt.

9. Heben und Beugen sind sicher

Gefährliche Bewegungen bei Rückenschmerzen gibt es nicht.

Patienten mit Rückenschmerzen denken oft, dass Bewegungen wie Heben, Bücken und Drehen gefährlich sind und somit vermieden werden sollten. Jedoch ist in keiner wissenschaftlichen Studie ein Zusammenhang zwischen den oben genannten Aktivitäten und Rückenschmerzen festgestellt worden. Natürlich kann jemand seinen Rücken überlasten, wenn er etwas ungeschickt hebt oder etwas Schwereres hebt als gewöhnlich. Für Menschen mit Rückenschmerzen können diese Aktivitäten belastender sein als üblich, was jedoch nicht bedeutet, dass sie gefährlich sind oder gar vermieden werden sollten. Heben und Bücken können Auslöser für Rückenschmerzen sein, sind aber alltägliche Aktivitäten und sollten zur Stärkung des Rückens genutzt werden.

Hier sollte ähnlich wie nach einem Fehltritt mit dem Fuß vorgegangen werden, wo man wieder zum Laufen bzw. zum Sport zurückkehrt.

10. Vermeiden von Aktivitäten oder sich übervorsichtig bewegen wird langfristig nicht helfen

Angst abbauen und Vertrauen aufbauen.

Es ist normal, vor allem während der ersten Tage, dass sich die Bewegungen bei Rückenschmerzen erheblich verändern. Das kann wieder mit einer Fussverstauchung verglichen werden. Nach einer solchen Verletzung hinkt man kurze Zeit, was vergeht, wenn sich der Schmerz gelegt hat. Es ist wichtig, dass man die Aktivität, die schmerzhaft ist oder gefürchtet wird, wieder aufnimmt, auch wenn es am Anfang schwierig ist. Viele Menschen, die an Rückenschmerzen leiden, bewegen sich anders, weil sie Schmerzen befürchten oder denken, dass Aktivitäten gefährlich sind. Solche veränderten Bewegungen können langfristig ungesund sein und sogar die Rückenverspannungen erhöhen.

11. Schlechter Schlaf beeinflusst die Rückenschmerzen

Der Schlaf ist für den Menschen das, was das Aufziehen für die Uhr ist.

Wenn jemand über Schmerzen klagt, kann der Schlaf darunter leiden. Im umgekehrten Fall kann es bei Schlafstörungen auch zu Rückenschmerzen kommen. Bei mangelndem Schlaf sind wir gestresster, wir bekommen Kopfschmerzen, sind müde oder schlecht drauf. Ein gestörter Schlaf kann auch Rückenschmerzen verlängern oder verursachen. Das heißt, eine bessere Schlafgewohnheit und -routine können hilfreich bei der Schmerzlinderung sein.

12. Stress, schlechte Laune und Sorgen beeinflussen die Rückenschmerzen

Don't worry, be happy

Unser Befinden beeinflusst die Menge an Schmerzen, die wir empfinden. Rückenschmerzen können auch durch folgende Lebenseinflüsse ausgelöst werden: Stress, negative Stimmung oder Angst. Diese Faktoren können ebenso mit Fieberbläschen, Reizdarmsyndrom und Müdigkeit verbunden sein und haben somit einen großen Einfluss auf Rückenschmerzen. Durch das Ausüben von Aktivitäten, die uns Spaß bereiten, nehmen wir einen positiven Einfluss auf unser Stressmanagement, unsere Ängste und Launen, was sich wiederum positiv auf die Rückenschmerzen auswirkt.

13. Bewegung tut gut und ist sicher

Keep on moovin'

Viele Menschen, die unter Schmerzen leiden, haben Angst vor Bewegung und vermeiden sie, weil sie denkendass mit Bewegung noch mehr Probleme einhergehen würden. Das ist nicht wahr! Schon lange ist bekannt, dass regelmäßige Bewegung den Körper fit und gesund hält sowie Schmerzen und Beschwerden reduzieren kann. Die Spannung der Muskulatur wird gesenkt, das körperliche Befinden verbessert sich und das Immunsystem wird gestärkt. Jede Art von Bewegung tut gut – ohne erhebliche

Unterschiede in der Art der Wirksamkeit. Also, suchen Sie sich eine Bewegungsform aus, welche Ihnen gefällt, Sie sich leisten können und für Sie praktisch ist. Laufen, Treppensteigen, Velofahren, Joggen, Rennen und Dehnen – alles hilft Ihnen dabei, die verspannte Muskulatur Ihres Körpers wieder zu entspannen. Wenn Sie Schmerzen haben, fällt es Ihnen nicht leicht, sich zu bewegen. Muskeln, die wenig gebraucht werden, reagieren empfindlicher auf Schmerzen als jene Muskeln, die fit und gesund sind. Also, wenn Sie nach einer Belastung Ihren Körper vermehrt spüren, muss dies kein negatives Zeichen sein.

14. Anhaltende Rückenschmerzen KÖNNEN besser werden

Jeder von uns ist individuell und auch so zu behandeln.

Rückenschmerzen sind mit verschiedenen Faktoren verbunden, die jeweils variieren können. Behandlungen sind dann wirksam, wenn diese individuellen Faktoren berücksichtigt werden. Verschiedene Behandlungen, die keine Schmerzlinderung herbeiführen, können für den Patienten frustrierend sein, sodass er die Hoffnung verliert. Dies passiert leider sehr häufig, da die meisten

Behandlungen nur auf einen Faktor ausgerichtet sind. Beispielsweise geht jemand zur Massage, um seinen Muskelkater behandeln zu lassen, aber sein Schlaf-, Stress- und Fitnessverhalten wird nicht einbezogen. Durch die Berücksichtigung der individuellen Einflussfaktoren können Schmerzen signifikant reduziert werden, sodass die Patienten ein glücklicheres und gesünderes Leben führen können.

Nun kommt die gute Nachricht: Wenn der Rücken schmerzt, muss das nicht auf eine schlimme Erkrankung hindeuten. In fast 90 % aller Fälle sind die Beschwerden zwar schmerzhaft, aber harmlos. Häufig lassen sich Rückenschmerzen daher mit Physiotherapie und einem effektiven Rückentraining gut behandeln.

Wenn Sie mit Rückenschmerzen zur Physiotherapie kommen, besteht ein großer Teil der Therapie darin, Ihnen ein umfangreiches Wissen über „Ihren" Rückenschmerz zu vermitteln. Unser Ziel ist, dass Sie selbst Experte für Ihren Rücken werden und genau wissen, was Sie tun können.

3. Die Anatomie des Rückens

Der Rücken setzt sich aus verschiedenen Teilen der Wirbelsäule und den Regionen, die am meisten von Rückenschmerzen betroffen sind, zusammen. Es gibt aber auch Regionen, die auf andere Weise leiden. Zum Beispiel kann ein eingeklemmter Nerv in der Lenden- oder Beckenregion Schmerzen verursachen, die in die Vorder- oder Rückseite des Beins ausstrahlen. Der Schmerz kann von der Wirbelsäule auf andere angrenzende Bereiche ausstrahlen und es ist wichtig, die folgenden Kapitel zu lesen, weil Sie Ihnen helfen werden, die Bedeutung Ihrer eigenen Handlungen und deren Auswirkungen auf Rückenschmerzen zu verstehen.

Steckbrief Rücken

Gehen, sitzen, sich bücken, den Kopf drehen – all das ist nur möglich, wenn die vertikale Körperachse stark ist. Die Wirbelsäule besteht aus einer Vielzahl von Wirbeln, Gelenken, Muskeln, Bändern, Sehnen und Nerven, aber nur ihr perfektes Zusammenspiel ermöglicht die Bewegungen.

Die Wirbelsäule

Die Wirbelsäule verläuft nicht schnurgerade, sondern in einer Doppel-S-Form. Damit ist sie flexibel und kann Erschütterungen besser abfedern (Abbildung 1).

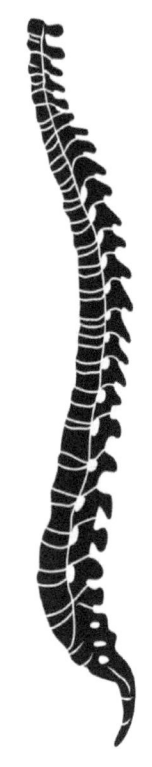

Abbildung 1: Wirbelsäule

Die fünf größeren Lendenwirbel (L1 bis L5) müssen unser Körpergewicht tragen. Hier liegt der Schwachpunkt der Wirbelsäule – zwischen dem 5. Lendenwirbel und dem nachfolgenden Kreuzbein. Das Kreuzbein besteht aus fünf zusammengewachsenen Wirbeln, an die sich vier bis fünf starre Steißbeinwirbel anschließen. Von den zwölf Brustwirbeln (T1 bis T12) gehen die Rippen aus. Sie sind mit den Wirbeln und deren Querfortsätzen durch Bänder und Gelenke verbunden.

Der erste Halswirbel (Physiotherapeuten nennen ihn auch C1) hält den Kopf und wird Atlas genannt. Indem der Atlas sich um den zweiten Halswirbel wie um eine Achse bewegt, können wir unseren Kopf drehen, anheben und senken. Die fünf restlichen Halswirbel (C3 bis C7) sind weniger beweglich als die ersten beiden.

Fasst man sich an den Rücken, lassen sich die nach hinten gerichteten Dornfortsätze der einzelnen Wirbelkörper gut ertasten. Wirbel sind durch Wirbelgelenke (Facettengelenke) miteinander verbunden. Die Wirbelbögen umgeben den Wirbelkanal (Spinalkanal), in dem das Rückenmark verläuft (Abbildung 2).

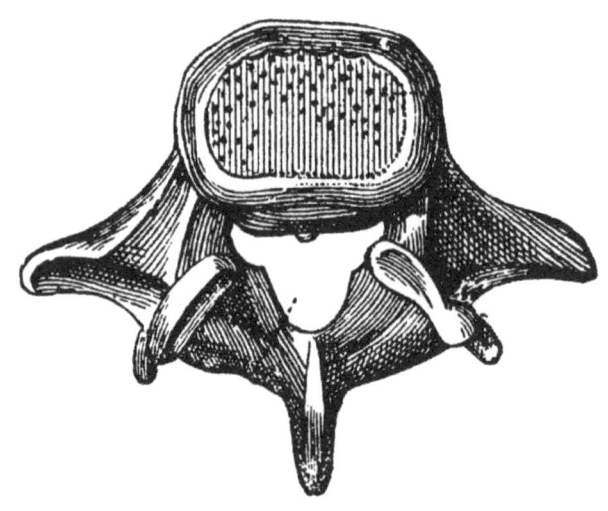

Abbildung 2: Wirbelkörper

Die Wirbel der einzelnen Rückenabschnitte sind unterschiedlich groß und verschieden geformt – entsprechend ihren Anforderungen. Die Halswirbel etwa sind deutlich kleiner als die Lendenwirbel. Sie müssen schließlich „nur" das Gewicht des Kopfes tragen, während auf den Lendenwirbeln die Last des Rumpfes, der Arme und des Kopfes ruht. Die fünf miteinander verwachsenen Wirbel des Kreuzbeins liegen zwischen den beiden Beckenschaufeln und sind mit ihnen über die Kreuz-Darmbein-Gelenke (Iliosakralgelenke) verbunden. Sie sind häufige „Problemzonen" im Rückenbereich, da sie beim Gehen und Stehen hohen Belastungen ausgesetzt sind.

Die Bandscheiben

Im Laufe des Tages „schrumpft" die Wirbelsäule. Der Grund: Durch die Belastung beim Stehen und Gehen verlieren die Bandscheiben Flüssigkeit und werden schmaler. Doch das gleicht sich nachts wieder aus, wenn sich die Bandscheiben wieder vollsaugen. Morgens ist man daher stets am größten.

Unsere 23 Bandscheiben sitzen als „Puffer" zwischen den einzelnen Wirbelkörpern. Sie müssen einiges an Druck aushalten: Beim Stehen sind es rund 100 Kilogramm. Wenn man einen vollen Wasserkasten mit rundem Rücken hebt, sind es sogar über 500 Kilogramm. Die einzelne Bandscheibe besteht aus einem weichen Gallertkern und dem Faserring, einem festen, faserartigen Bindegewebe, das den Kern umschließt. Wie ein Schwamm gibt die Bandscheibe unter Druck Flüssigkeit ab, die sie bei Druckentlastung – angereichert mit Nährstoffen aus ihrer Umgebung – wieder aufnehmen kann. Bandscheiben brauchen also regelmäßige Bewegung, damit sie ernährt werden und gesund bleiben.

Muskulatur und Bänder

Ein Stützwerk aus Muskeln und Bändern verbindet und bewegt die einzelnen Bausteine der Wirbelsäule. Etwa 300 Muskeln liegen in mehreren Schichten übereinander – erst die kurzen und darüber die langen Rückenmuskeln. Sie bilden ein kräftiges, die Wirbelsäule stabilisierendes Muskelgeflecht (Abbildung 3).

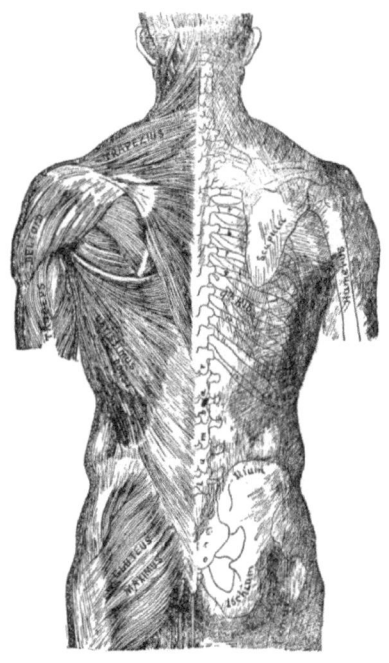

Abbildung 3: Muskulatur

Für einen starken gesunden Rücken braucht man neben kräftigen Rückenmuskeln auch trainierte Bauchmuskeln. Sie unterstützen als Gegenspieler die Rückenmuskulatur. Ist die Bauchmuskulatur schwach, ergibt sich ein Ungleichgewicht, das zu Rückenschmerzen führen kann.

4. Vielfältige Ursachen, warum der Rücken Schmerzen kann

Rückenschmerzen – häufige Auslöser

Bei etwa 85 % der Menschen mit Rückenschmerzen kann keine eindeutige Ursache gefunden werden, denn nicht jeder, der andauernd unter starken Beschwerden leidet, hat einen Wirbelsäulenschaden. Bei anderen wiederum wird der Schaden nur zufällig festgestellt, da sie keine Schmerzen verspüren.

Eine genaue Ursache ist bei Rückenbeschwerden nur selten zu ermitteln. Es gibt zwar typische Situationen und Umstände, die Schmerzattacken auslösen können, aber manchmal kommt der Hexenschuss auch aus heiterem Himmel. Meist spielen bei Rückenschmerzen mehrere Faktoren zusammen: Bewegungsmangel, schwache Rückenmuskulatur, zu schwere oder einseitige Belastung, Übergewicht und höheres Lebensalter.

Im jüngeren und mittleren Lebensalter entstehen Rückenbeschwerden meist, weil die Muskeln infolge von Fehlhaltungen, einseitigen Belastungen und mangelnder Bewegung verspannt und verkürzt sind. Häufiges und zu langes statisches Sitzen bringt das feine Zusammenspiel der Rückenmuskulatur aus dem Gleichgewicht. Die Muskulatur verliert durch die falsche Belastung ihre normale Dehnbarkeit, sie verhärtet sich. Verspannte und verhärtete Muskeln im Bereich der Wirbelsäule können in der Nähe liegende Nerven „reizen", was als Schmerz empfunden wird.

Im fortgeschrittenen Alter treten Rückenschmerzen vor allem durch den Verschleiß der Wirbelsäule auf. Wie alle Gewebe im Körper altern auch Knochen, Gelenke, Bandscheiben sowie Bänder und Muskeln. Zudem nehmen die Knochen- und Muskelmasse im Alter ab. Diese Abbauvorgänge vollziehen sich umso schneller, je weniger sich ein Mensch körperlich bewegt, je mehr Übergewicht er hat und je ungünstiger er seinen Rücken belastet.

Stress, Ängste und Ärger können in jedem Alter Rückenschmerzen verursachen. Die psychischen Belastungen führen zu einer erhöhten Muskelspannung, die auf Dauer Veränderungen bei der Körperhaltung verursacht, was zu Verspannungen führt.

Immer gilt, dass einzelne Auslöser sich gegenseitig verstärken können. Ein Beispiel: Übergewicht plus

Fehlbelastung oder Fehlhaltung – etwa durch ständiges Sitzen – setzen die Bandscheiben unter Druck. Sie verlieren an Elastizität und flachen ab. In der Folge lockern sich die zwischen den Wirbeln gespannten Bänder und auch die kleinen Zwischenwirbelgelenke werden nun stärker abgenutzt. Die Rückenmuskulatur versucht diese Instabilität der Wirbelsäule zu kompensieren. Sind die Muskeln untrainiert, werden sie sich durch die Überforderung bald verkrampfen. Derart verspannte, harte Muskeln können in der Nähe liegende Nerven reizen und Schmerzen auslösen. Der Mensch geht in eine Schonhaltung, die ihrerseits Verspannungen und weitere Schmerzen hervorruft – ein Teufelskreis ist entstanden.

Jäh und heftig: Akute Rückenschmerzen

Akute Rückenschmerzen treten plötzlich auf und klingen meist nach wenigen Tagen, spätestens jedoch nach sechs Wochen ab. Dazu gehören schlagartig auftretende Kreuzschmerzen (Lumbalgien). Solche oft unkomplizierten Rückenschmerzen werden häufig durch Muskelverspannungen ausgelöst.

Der Hexenschuss (Lumbago) folgt meist nach einer alltäglichen Bewegung wie Heben, Drehen oder Bücken.

Plötzlich kommt es zu einer heftigen Schmerzattacke im Bereich der Lendenwirbelsäule. Das Kreuz wird akut „blockiert". Schlagartig verhärtet sich die untere Rückenmuskulatur und macht jede Bewegung unmöglich, sodass es nötig sein kann, zum Therapeuten zu gehen. Häufige Ursache sind strapazierte Muskeln und Bänder am Kreuz, die aufgrund von Fehlbelastung nicht harmonieren. In der Folge werden Nerven an der Wirbelsäule schmerzhaft bedrängt. Ein Hexenschuss vergeht nach wenigen Tagen wieder von allein. Man kann ihn auch als „Warnschuss" sehen: Höchste Zeit, zu einem „rückenbewussten Lebensstil" mit mehr Bewegung zu finden, denn gefährdet sind vor allem Menschen mit einer schwachen Rücken- und Bauchmuskulatur. Je schwächer die Muskeln, desto weniger Halt bieten sie der Wirbelsäule. Ein Hexenschuss trifft vor allem Menschen im mittleren Alter. Bei über 60-Jährigen hingegen tritt der Hexenschuss seltener auf, denn bei ihnen ist die Wirbelsäule starrer und kann sich deshalb nicht so leicht drehen und neigen.

Brennende oder stechende Schmerzen im Gesäß oder Kreuz, die ins Bein ausstrahlen, können auf eine Ischialgie („Ischias") hindeuten. Der Ischiasnerv läuft von der Lendenwirbelsäule über die Rückseite der Oberschenkel bis zum Fuß. Eine Reizung oder Verengung des Ischiasnervs durch Verschleiß, einen Bandscheibenvorfall, Entzündungen oder Verletzungen kann zu bohrenden Schmerzen führen. Glücklicherweise verschwinden akute Beschwerden spätestens nach einigen Wochen wieder, allerdings können Ischiasprobleme chronisch werden.

Die meisten Bandscheibenvorfälle beginnen schleichend. Während eine gesunde Bandscheibe stabil zwischen zwei Wirbeln sitzt und Belastungen abfedert, kann durch Alter, Verschleiß oder Fehlbelastung der Faserring porös werden. Der Gallertkern im Inneren verliert Flüssigkeit, wird dünner und kann seine Funktion als „Stoßdämpfer" nicht mehr erfüllen. Die Bandscheibe verliert ihre Elastizität. Nach Bewegungen rutscht der Gallertkern nicht mehr in seine ursprüngliche Position zurück, sondern bleibt vorgewölbt. Dann gerät plötzlich alles aus der Balance: Eine „falsche" Bewegung reicht, um den Faserring reißen und Gewebe austreten zu lassen, das nun schmerzhaft auf den Spinalnerv drückt. Bei einem leichten Vorfall ist der Körper in der Lage, sich selbst zu regenerieren. Das ausgetretene Gewebe wird langsam vom Körper aufgelöst und die Bandscheibe zieht sich wieder in ihre ursprüngliche Position zurück, sodass der schmerzhafte Druck auf den Nerv geringer wird. Die überwiegende Zahl aller Bandscheibenvorfälle kann konservativ, also ohne Operation behandelt werden.

Angeborene Fehlbildungen

Rückenschmerzen können auch infolge von angeborenen Verformungen oder Fehlbildungen der Wirbelsäule auftreten. Eine Skoliose ist eine Verkrümmung der Wirbelsäule, die nicht nur zur Seite geneigt ist, sondern auch eine Rotation der Wirbelkörper bei gleichzeitiger axialer Verdrehung des Schultergürtels zum Becken hin auf weist. Sie beginnt meist im Kindes- oder Jugendalter. Ausgeprägte Skoliosen verursachen Rückenschmerzen. Behandelt wird mit Krankengymnastik, individuellen Korsetts und manchmal auch operativen Eingriffen. Die Scheuermann-Krankheit (Morbus Scheuermann) tritt ebenfalls in der Wachstumsphase auf. Aus bislang ungeklärter Ursache ist die Entwicklung der Brustwirbel gestört, was schlussendlich zu einem Rundrücken führt. Dieser lässt oft die Muskeln verspannen, was sehr schmerzhaft sein kann. Krankengymnastik und Bewegungstraining wirken dem entgegen.

Altersbedingte Rückenschmerzen

Mit dem Älterwerden nehmen Rückenschmerzen durch Skeletterkrankungen und Krankheiten, die auf das Bewegungssystem übergreifen, zu. Wirbel- und Gelenkblockaden entstehen durch Verschleiß der Wirbelsäule oder durch akute Überlastung von Gelenken. Die Wirbelsäulensegmente können sich gegeneinander verschieben, wodurch sich auch die Lage der kleinen Wirbelkörpergelenke zueinander ändert. Als Reaktion verspannen sich die Muskeln und es schmerzt. Veränderungen der Wirbelkörper und der Bandscheiben können den Durchmesser des Wirbelkanals verkleinern, eine Wirbelkanalstenose (Spinalkanalstenose) entsteht. Ähnlich wie beim Bandscheibenvorfall kommt es zur Nervenwurzelkompression mit Schmerzen und neurologischen Ausfällen. Im Extremfall kann Druck auf das Rückenmark ausgeübt werden.

Auch ein Wirbelgleiten (Spondylolisthesis) kann für eine Nervenkompression und in der Folge für Rückenschmerzen verantwortlich sein. Dabei sind die natürlichen Verbindungen benachbarter Wirbelsäulensegmente nicht mehr gegeben, sodass sich einzelne Wirbel gegeneinander verschieben.

Halten die Beschwerden länger als drei Monate an, verbirgt sich möglicherweise eine rheumatische Erkrankung hinter den Beschwerden, etwa eine Arthrose, Osteoporose oder eine entzündliche rheumatische Erkrankung.

Chronische Schmerzen

Rückenschmerzen über einen Zeitraum von zwölf Wochen hinaus bezeichnet man als chronisch. Die Stärke der Schmerzen kann in dieser Zeit variieren – mal sind die Rückenschmerzen stärker, mal schwächer.

Ausgangspunkt chronischer Rückenschmerzen kann ein akuter Schmerz sein, der sich chronifiziert hat. Wird allzu lange nichts gegen akute Schmerzen unternommen, besteht die Gefahr, dass sich ein sogenanntes Schmerzgedächtnis bildet. Das bedeutet: Nervenzellen, die immer wieder Schmerzimpulsen ausgesetzt sind, verändern ihre Aktivität. Dann reicht schon ein minimaler Reiz wie eine Berührung, eine leichte Dehnung oder Wärme aus, um als Schmerzimpuls registriert zu werden.

Der Weg zurück – dass das Schmerzgedächtnis den Schmerzreiz wieder „verlernt" – ist möglich, aber langwierig und mühsam. Es gilt daher, die Ausbildung eines Schmerzgedächtnisses zu verhindern, indem man Rückenschmerzen ernst nimmt. Wenden Sie sich also bei akuten Rückenschmerzen nach spätestens drei Tagen an einen Physiotherapeuten und versuchen Sie, die Schmerzen durch gezielte Behandlung und Bewegung so gut wie möglich in den Griff zu bekommen. Leiden Sie unter chronischen Schmerzen, kann für Sie eventuell eine multimodale Schmerztherapie hilfreich sein.

Viele Erkrankungen des rheumatischen Formenkreises können den Rücken in Mitleidenschaft ziehen und Rückenschmerzen verursachen. Im Folgenden finden die rheumatischen Erkrankungen Erwähnung, die in der Regel massive Wirbelsäulenprobleme verursachen.

Rückenschmerzen innerhalb des rheumatischen Formenkreises

Arthrose

Arthrose bedeutet Abnutzung bzw. Verschleiß des Gelenkknorpels. Sie kommt häufig an der Wirbelsäule vor, denn dort müssen die Gelenke viel vom Körpergewicht tragen und verschleißen daher leichter. Mit 60 Jahren sind per Röntgenbild bei etwa 90 % der Menschen Abnutzungen an der Wirbelsäule zu erkennen.

Genau genommen verschleißen die kleinen Wirbelsäulengelenke (Facettengelenke). Arthrose an der Wirbelsäule wird auch als Facettensyndrom oder Spondylarthrose bezeichnet.

Ist die Lendenwirbelsäule betroffen, treten einseitige oder beidseitige Kreuzschmerzen auf, die bis ins Gesäß oder die hinteren Oberschenkel ziehen können. Bei einer Arthrose der Brustwirbelsäule strahlen die Schmerzen entlang des Brustkorbs nach vorn aus und können atmungsabhängig sein. Arthrose im Bereich der Halswirbelsäule führt zu Nacken- und Schulterschmerzen. Es kann aber auch die gesamte Wirbelsäule betroffen sein.

Typisch für die Arthrose sind Anlaufschmerzen: Die ersten Bewegungen nach einer Ruhephase sind ganz besonders schmerzhaft. Die Schmerzen lassen aber nach, wenn sich die Gelenke eingelaufen haben. Oft treten die Rückenschmerzen durch eine Arthrose-Wirbelsäule nur vorübergehend auf. Wer eine schmerzhafte Wirbelsäulenarthrose hat, hält und bewegt sich so, dass er dem Schmerz ausweicht. Dadurch entstehen

Fehlhaltungen, Fehlbewegungen und Muskelverspannungen, was den Schmerzkreislauf verstärkt. Heilbar ist eine Arthrose nicht. Schmerzmedikamente und Physiotherapie können die Beschwerden lindern und einer Verschlechterung entgegenwirken.

Osteoporose

Wenn ältere Menschen ständig Probleme mit einem schmerzenden Rücken haben, kann eine Osteoporose die Ursache sein.

Was viele nicht vermuten: Knochen sind keine tote Materie. Sie befinden sich im ständigen Auf-, Um- und Abbau. Bei einer Osteoporose ist das Zusammenspiel zwischen den knochenaufbauenden und den knochenabbauenden Zellen gestört – häufig aufgrund hormoneller Umstellungen in den Wechseljahren. Männer sind wesentlich seltener betroffen. Die Folge einer Osteoporose: Knochensubstanz baut sich ab, der Knochen wird immer poröser, die Belastbarkeit lässt nach. Das Risiko für Knochenbrüche steigt deutlich an.

Osteoporose erzeugt keine Schmerzen – sie wird häufig erst dann erkannt, wenn erste Wirbelkörper im Rücken einbrechen. Heftige Schmerzen sind die Folge, aber auch anhaltende Rückenschmerzen können entstehen. Die Wirbelsäule beginnt sich infolge der häufigen Wirbelkörperbrüche zu verformen. Es entstehen Fehlhaltungen und dadurch Fehlbelastungen von Rückenmuskeln, was wiederum schmerzhafte Verspannungen mit sich bringt. Erschwerend kommt hinzu, dass die Krankheit das Gefühl vermitteln kann, „zerbrechlich" zu sein.

Betroffene schränken ihre körperlichen Aktivitäten aus Angst vor weiteren Brüchen daher oft ein. Bewegungsmangel verstärkt jedoch den Verlust von Knochensubstanz. Körperliche Bewegung dagegen fördert die knochenaufbauenden Prozesse und stärkt die Muskeln. Wichtig ist zudem eine gesunde ausgewogene Ernährung, die das knochenstärkende Kalzium in ausreichender Menge enthält. Kann der Bedarf an Kalzium nicht gedeckt werden, wird die Einnahme von Kalziumtabletten empfohlen. Des Weiteren benötigt der Körper ausreichend Vitamin D, um das Kalzium aus dem Darm aufnehmen und in den Knochen einlagern zu können. Bei Vorliegen einer Osteoporose müssen weitere Medikamente eingenommen werden, um das Knochenbruchrisiko deutlich zu vermindern. Auch Vitamin D3 kann bei Bedarf über Tabletten zugeführt werden. Medikamente können das Risiko für Brüche senken.

Osteoporose kann man vorbeugen: Regelmäßige körperliche Aktivität, vor allem leichtes bis moderates Krafttraining, senkt das Osteoporose-Risiko. Durch Bewegung werden die Zellen des Knochenmarks anregt, neues Gewebe zu bilden.

Fibromyalgie-Syndrom (FMS)

Fibromyalgie ist eine Schmerzerkrankung, die sich vor allem durch starke Muskelschmerzen äußert. Hauptbeschwerden sind Schmerzen in vielen Körperabschnitten, fast immer an der Wirbelsäule. Die Schmerzen werden oft wie ein extremer Muskelkater beschrieben. Sie verstärken sich häufig bei längerem Sitzen ohne Bewegung und längerem Verharren in einer Lage, dadurch meist auch nachts. Die Krankheit beginnt vorwiegend schleichend. Gerade Rückenschmerzen stehen oft am Anfang. Später weiten sich die Schmerzen langsam auf den Rest des Körpers aus. Der Leidensdruck ist enorm. Oftmals quälen die Betroffenen viele Jahre schlimmste

Schmerzen, sie gehen von Arzt zu Arzt und werden mit ihrer Erkrankung nicht ernst genommen.

Die genauen Ursachen der Fibromyalgie sind bis heute unbekannt. Trotz des chronischen und belastenden Schmerzcharakters ist die Erkrankung nicht lebensbedrohlich. Sie führt auch bei langem Verlauf nicht zur Gelenkversteifung oder Zerstörung der Gelenke. Die Therapie: Als hilfreich hat sich eine enge Zusammenarbeit zwischen Ärzten, Psychologen, Physiotherapeuten und Selbsthilfegruppen erwiesen. Leichte Bewegungsübungen zur Kräftigung und Lockerung der Muskulatur, Schmerzmittel bei Bedarf und Entspannungsverfahren sind die Erfolg versprechendsten Ansätze.

Rückenschmerzen als Signal

Gerade Rückenschmerzen werden vom Körper besonders oft benutzt, um mitzuteilen, dass die Seele schmerzt. Ist man ständigem Stress, Leistungsdruck und Ärger ausgesetzt oder macht man sich dauernd Sorgen, führt das zu körperlicher Erregung und deshalb auch zu erhöhter Muskelspannung. Je länger ein solcher Zustand andauert, desto größer ist die Wahrscheinlichkeit, dass sich daraus Schmerzen entwickeln. Wer vermutet, dass seine

Rückenschmerzen von seelischen Belastungen herrühren, sollte nach alternativen Verhaltensweisen suchen, die helfen, sich in Zukunft nicht so stark unter Druck zu setzen oder zu überlasten. Hilfreich ist dabei eine psychologische Begleitung.

Nicht nur von der Psyche zum Rücken, sondern auch in die andere Richtung – vom Rücken zur Psyche – besteht ein enger Zusammenhang. Wer ständig unter Rückenschmerzen leidet, sich seinen Schmerzen ausgeliefert fühlt oder Angst vor ihrem Auftreten hat, wird häufig depressiv, das haben Studien gezeigt.

Zur Depression gehört oftmals Antriebslosigkeit. So vermeiden depressive Menschen mit Rückenschmerzen körperliche Aktivitäten in stärkerem Ausmaß als nicht depressive. Dadurch wird der Bewegungs- und Stützapparat ihres Körpers geschwächt. Die Belastungen für die Wirbelsäule und damit der Schmerz können sich verstärken. In diesen Fällen kann ein Physiotherapeut hilfreich sein.

Risikofaktoren

Berufliche Tätigkeiten mit viel Bewegung und Belastung, beispielsweise Gärtner, Bauarbeiter oder Pflegefachkräfte, sind nicht zwingend ein Risiko für Rückenschmerzen. Öfter tragen einseitige Körperhaltungen, das ununterbrochene Sitzen im Büro und daheim auf dem Sofa, kurz: ein allgemeiner Bewegungsmangel zu Rückenschmerzen bei. Dieses Kapitel endet mit einer kurzen Liste möglicher Risikofaktoren. Es handelt sich nicht um Entstehungsmechanismen (Ursache/Wirkung), sondern Bedingungen, die das Risiko erhöhen, Rückenschmerzen zu bekommen.

- Bewegungsmangel
- Fehlbelastung und einseitige Bewegung
- Belastungen in schwierigen Lebensphasen
- Psychische Belastungen wie Stress und Mobbing am Arbeitsplatz
- Rauchen
- Schwangerschaft

Wissenschaftlich kaum belegbare Risikofaktoren sind die Vererbung, die Ernährung, bestimmte Sportarten sowie die Matratze, auf der Sie schlafen. Auch mehr Lebensjahre bedeuten nicht automatisch mehr Rückenschmerzen, im Gegenteil. Am häufigsten hat die Altersgruppe der 16- bis 29-Jährigen Rückenschmerzen, gefolgt von den 30- bis 49-Jährigen und dann erst von den 50- bis 64-Jährigen. Ebenso wenig sind überflüssige Pfunde und das Sitzen als Körperhaltung eindeutige Risikofaktoren. Wohl aber ist der mit langem Sitzen und starkem Übergewicht einhergehende Bewegungsmangel ein Risiko, Rückenschmerzen zu bekommen.

5. Behandlungsmöglichkeiten bei Rückenschmerzen

Was tun bei akuten Rückenschmerzen?

Bei akuten Rückenschmerzen von maximal sechs Wochen Dauer ist es am besten, aktiv zu bleiben und den alltäglichen Tätigkeiten weiterhin nachzugehen.

Die allgemeine Empfehlung lautet: sich bewegen, Entspannungspausen in den Alltag integrieren und allenfalls ein Schmerzmittel einnehmen. Wappnen Sie sich mit Geduld – und geben Sie Ihrem Rücken Zeit. Aber keine Bettruhe!

Mehrere Tage Bettruhe hat auf akute Rückenschmerzen keine günstige Wirkung. Im Gegenteil, sie kann schaden, denn bei längerer Bettruhe bauen sich Muskelmasse und Knochensubstanz ab und man gewöhnt sich an eine Schonhaltung, die die Schmerzen sogar verstärken kann.

Bewegung

Je aktiver Sie Ihren Alltag gestalten, desto besser für den Rücken. Bleiben Sie in Bewegung und steigern Sie sich allmählich. Zum Beispiel, indem Sie die Treppe nehmen, statt mit dem Lift zu fahren. Oder indem Sie eine Haltestelle vor dem Ziel aus dem Bus oder der Tram aussteigen, um den Rest des Weges zu Fuß zurückzulegen.

Pausen zur Entspannung

Anstelle von Bettruhe sollten Sie regelmäßige Entspannungspausen in das Tagesprogramm aufnehmen, zu Hause wie am Arbeitsplatz. Erleichterung bringt häufig auch das Entlasten im Liegen, zwei- bis dreimal pro Tag für 20 Minuten.

Wärme zuführen

Viele Menschen empfinden es als schmerzlindernd, sich bei akuten Rückenschmerzen Wärme zuzuführen. Dazu dienen Nierengurte, Wärmekissen oder mit heißem Wasser gefüllte Wärmflaschen. Gelegentlich wird auch Kälte als wohltuend empfunden. Folgen Sie Ihrem Gefühl: Was Ihnen guttut, ist gut für Sie.

Manuelle Therapie

Wenn sich die Beschwerden nicht bessern und man sich im Alltag sehr eingeschränkt fühlt, können Physiotherapeuten helfen. Sie sind in der Lage,

Muskelverspannungen zu reduzieren und örtliche Blockaden der Wirbelsäule zu lösen.

Den Lebensstil überdenken

Welche Maßnahme sinnvoll ist und allenfalls von der Krankenkasse übernommen wird, ist im Einzelfall abzuklären. Oftmals bessern sich akute Rückenschmerzen mit den beschriebenen Maßnahmen binnen vier Wochen. Nehmen Sie die Schmerzen zum Anlass, etwas für Ihre Rückengesundheit zu tun! Wenden Sie sich an den Physiotherapeuten!

Die Behandlung chronischer Rückenschmerzen

Bei chronischen Schmerzen einfach nur eine Spritze in den Rücken zu bekommen oder immer mehr Schmerzmittel einzunehmen, wird als einseitig und nicht wirksam angesehen. Chronische Schmerzen sind nicht einfach zu behandeln, vor allem, wenn sie schon lange bestehen und stark ausgeprägt sind. Die gute Nachricht ist, dass sie bei fast allen Betroffenen wirksam behandelt werden können.

Viele wissenschaftliche Studien belegen, dass sich eine Linderung am effektivsten mit einer multimodalen Schmerztherapie erreichen lässt.

Multimodale Therapie

Sie gilt als das effektivste Mittel gegen chronische Schmerzen: die multimodale Schmerztherapie. Gerade bei andauernden Schmerzen hat es sich bewährt, verschiedene Ansätze miteinander wirken zu lassen. Die multimodale Schmerztherapie beruht auf dem biopsychosozialen Modell, das eine physiotherapeutische und psychologische Behandlung kombiniert. Die Behandlung erfolgt während eines festgelegten Zeitraums in Form von Einzel- und Gruppenübungen.

Ziel ist die Funktionswiederherstellung, die sogenannte „functional restoration". Dabei sollen die durch den Schmerz eingeschränkten körperlichen, psychischen und sozialen „Funktionen" wieder gestärkt werden. Im körperlichen Bereich soll der Menschen sowohl objektiv als auch subjektiv eine Verbesserung dieser Funktionen wahrnehmen. Dazu gehören etwa die Steigerung der eigenen Fitness, der Belastungskapazität, der Koordination und der Körperwahrnehmung. Zudem ist es wichtig, dass die Menschen ihre eigenen Belastungsgrenzen erkennen, um sie besser zu kontrollieren. Die psychologische Behandlung soll psychosoziale und berufliche Belastungen aufzeigen, um diesen gezielt entgegenzuwirken. Dadurch sollen sich die Einstellungen sowie Befürchtungen in Bezug auf die eigene Arbeitsfähigkeit, aber auch Aktivitäten verändern. Nach der Therapie sollen die Menschen in der Lage sein, das erlernte Wissen im Alltag anzuwenden und die Behandlung selbstständig fortzuführen.

Ziele der multimodalen Schmerztherapie

- Verringerung der Schmerzen
- Fitness, Belastbarkeit, Koordination und Körperwahrnehmung steigern
- Vertrauen in die eigene Bewegungs- und Leistungsfähigkeit aufbauen
- Bewegungsangst und Schonhaltung verringern
- Positive Schmerzbewältigung und Verbesserung der Schmerzerträglichkeit
- Steigerung der Lebensfreude und Lebensqualität
- Wenn möglich: Wiederherstellen der Arbeitsfähigkeit

Nachfolgend finden Sie ein individuelles Programm mit verschiedenen Therapiemodulen für Personen mit chronischen Rückenschmerzen:

- Bewegungsprogramme
- Rückengymnastik
- Manuelle Therapie
- Yoga
- Ergotherapie/Ergonomie
- Psychologische Behandlungen

Schmerzen managen

Gemeinsam mit der betroffenen Person geht der Therapeut den Schmerzen auf den Grund: Was verstärkt die Schmerzen? Welche Maßnahmen lindern sie? Wie wird mit den Schmerzen umgegangen? Diese Erkenntnisse helfen, den Teufelskreis von Schmerzen, körperlicher Schonung, Verspannung und erneuten Schmerzen zu durchbrechen. Die multimodale Therapie verfolgt zwei Ziele. Sie will die Schmerzen reduzieren und die Betroffenen darin stärken, besser mit den Schmerzen klarzukommen. Chronische Rückenschmerzen verschwinden nicht einfach so. Die Betroffenen können aber lernen, wie sie sich in Schmerzphasen ideal verhalten, den Schmerzpegel niedrig halten und verhindern, dass die Schmerzen den Alltag und das Leben beherrschen.

Bewegungsprogramme

Früher wurde bei Rückenschmerzen empfohlen, sich zu schonen. Heute weiß man es besser. Tagelange Bettruhe und körperliche Schonung können akute und chronische Rückenschmerzen verschlimmern. Der fundamentale Baustein einer multimodalen Behandlung sind daher dynamische und statische Bewegungen. Dynamisch bewegen Sie sich, wenn Sie mehrmals in die Hocke gehen und wieder hochkommen. Eine statische Bewegung führen Sie aus, wenn Sie in der Hocke verharren. Sie müssen dafür kein Abo im Fitnessclub abschließen. Bewegungsprogramme lassen sich frei von Geräten durchführen. Studien favorisieren keine bestimmte Bewegungsform. Ob Aerobic, Yoga oder Rückengymnastik: Alle Formen haben vergleichbare Effekte. Wichtig scheint der gemeinsame Nenner: sich überhaupt zu bewegen. Dies gilt auch für den Alltag. Strecken und räkeln Sie sich zwischendurch auf dem Bürostuhl! Gehen Sie kurze Strecken zu Fuß!

Manuelle Therapie

Bei der Manuellen Therapie wirken die Therapeuten mit ihren Händen auf den Körper ein.

Dabei werden „Manipulation" und „Mobilisation" unterschieden. Während bei der Mobilisation ein Gelenk langsam innerhalb seines Bewegungsradius bewegt wird, erfolgt die Manipulation als einmalige, sehr schnelle und kleine Bewegung. Studien zur Manuellen Therapie deuten mehrheitlich auf einen Nutzen bei chronischen Schmerzen hin.

Entspannung

Ein weiterer wichtiger Baustein der multimodalen Therapie bei chronischen Rückenschmerzen sind Verfahren zur Entspannung. Am meisten verbreitet ist wohl die progressive Muskelrelaxation nach Jacobson (PMR). Dabei erreichen Sie durch die bewusste Anspannung und Entspannung bestimmter Muskelgruppen einen Entspannungszustand im ganzen Körper. Auf diese Weise lassen sich Muskelverspannungen lösen und Schmerzen lindern.

Yoga

Aus dem asiatischen Kulturraum sind verschiedene Übungssysteme in den Westen gelangt, die Bewegung und Entspannung eng miteinander verbinden, wie Lu Jong, Qigong, Tai Chi und Yoga. Die Schmerzlinderung ist nicht deren Sinn und Zweck, sondern mehr eine willkommene Nebenwirkung. Wissenschaftlich am besten erforscht ist Yoga. Über 300 Studien weisen auf eine schmerzlindernde Wirkung bei Kreuz- und Nackenschmerzen hin. Vermutlich wirkt Yoga auf verschiedene körpereigene Stoffe ein, die eine Entzündungsreaktion einleiten oder unterhalten.

Kognitive Verhaltenstherapie

So wie chronische Schmerzen unser Denken und Fühlen beeinflussen, können umgekehrt Gedanken und Gefühle Einfluss auf unser Befinden und Schmerzempfinden nehmen. Hier setzen psychologische Behandlungen wie die kognitive Verhaltenstherapie an. Sie zielt darauf ab, ungünstige Programme des Denkens und Fühlens zu erkennen und zu verändern. Man lernt, Schmerzen anders wahrzunehmen und ihnen positive Empfindungen entgegenzusetzen. Weitere Lernziele sind der Umgang mit

Stress und Konflikten sowie mehr Genuss im Leben. Im Unterschied zur klassischen Psychoanalyse lässt die kognitive Verhaltenstherapie die Vergangenheit ruhen. Im Fokus stehen die gegenwärtigen Probleme und Aufgaben.

Ergotherapie

Je stärker chronische Rückenschmerzen sind, desto mehr schränken sie die Handlungsfähigkeit der Betroffenen ein. Die Ergotherapie zielt darauf ab, die körperliche, geistige und soziale Selbstständigkeit wiederzuerlangen. Das geschieht, indem zum Beispiel Bewegungsabläufe geübt und gewisse Fähigkeiten aktiviert werden. Dies kann die Ergotherapie zu einem wertvollen Baustein des multimodalen Behandlungsprogramms machen. Sie kann Betroffenen helfen, den Arbeitsalltag besser zu bewältigen oder an den Arbeitsplatz zurückzukehren.

Ergonomie

Unter Ergonomie versteht man, den Arbeitsbereich so zu gestalten, dass die arbeitende Person auch bei langer Ausübung ihrer Tätigkeit vor gesundheitlichen Schäden geschützt ist. Dem Rücken tut es gut, wenn Sie Ihren Arbeitsplatz rückenfreundlich einrichten, sei es zu Hause, im Büro, in der Werkstatt oder im Hobbyraum. Vermeiden Sie monotones Arbeiten! Wechseln Sie zwischen Sitzen und Stehen, gehen Sie ab und zu herum. Dies verhindert eine einseitige Belastung der Wirbelsäule. Wichtig ist auch genügend Bewegungsfreiheit. Arme und Beine brauchen Raum, um sich bewegen zu können. Müssen Sie eingeengt arbeiten, kann dies zu einer verkrampften Haltung und Muskelverspannungen führen.

Medikamente bei chronischen Rückenschmerzen

Zuweilen sind Rückenschmerzen so heftig, dass sie einem die eigentlich wirkungsvolle Bewegungstherapie vergällen oder verunmöglichen. In solchen Phasen kann es sinnvoll sein, Medikamente einzunehmen. Sie wirken zwar nicht gegen die Ursache der Schmerzen, aber sie mindern die Schmerzwahrnehmung und versetzen einen dadurch in die Lage, sich zu bewegen und körperlich aktiv zu sein. Die Medikamentenwahl erfolgt im ärztlichen Gespräch.

Dabei müssen bekannte Unverträglichkeiten, andere Krankheiten, die Sie eventuell haben, und Medikamente, die Sie gegebenenfalls einnehmen, berücksichtigt werden. Bei der Wahl des Schmerzmedikaments wird sich der Arzt an den Leitlinien wie dem 3-Stufen-Schema der WHO orientieren:

Stufe 1: Schmerzmittel und/oder Antirheumatika (NSAR)

Stufe 2: Schwach wirksame Opioide, häufig in Kombination mit Präparaten der Stufe 1

Stufe 3: Stark wirksame Opioide

Operationen

Chirurgische Eingriffe an der Wirbelsäule haben in den vergangenen Jahren massiv zugenommen. Sinnvoll und medizinisch notwendig sind sie allerdings nur in wenigen Fällen, zum Beispiel bei einem schlimmen Bandscheibenvorfall oder einem schweren Bruch mehrerer Wirbelkörper, sofern sich die Schmerzen eindeutig auf die strukturelle Schädigung zurückführen lassen. Diese Beweisführung ist natürlich schwierig, wenn Schädigungen nicht automatisch Schmerzen verursachen. Selten ist eine chirurgische Versteifung der Wirbelsäule notwendig. Dieser Eingriff ist die letzte Option, wenn alle anderen Bausteine der multimodalen Therapie versagen und die Schmerzen nicht extrem einschränken. Außer bei Lähmungserscheinungen im Bein sind Rückenoperationen auch selten ein Notfall. Die Betroffenen sollen sich die Chancen und Risiken des Eingriffs vom Chirurgen ausführlich erklären lassen, eine Zweitmeinung einholen und in aller Ruhe eine Entscheidung treffen. Operationen sind gewebeverletzende Eingriffe, die sich nicht rückgängig machen lassen. Sie garantieren keine Schmerzbefreiung und können sogar neue Schmerzen verursachen (Failed Back Surgery Syndrom), die weitere Eingriffe und Maßnahmen nach sich ziehen. Die Erfolgsrate von Rückenoperationen ist ernüchternd und sinkt im Wiederholungsfall von bestenfalls 90 % nach der ersten OP auf 5 % nach der vierten OP.

Rückenschmerzen und Sport?

Beim Thema Sport scheiden sich die Geister. Sportmuffel haben eine angeborene Abneigung gegen körperliche Bewegung mit hohem Puls und Schweißbildung, während Leistungssportler regelrecht süchtig danach sind.

Das Beste ist, ein gesundes Mittelmaß zu finden und sich regelmäßig zu bewegen. Kurze und häufige Trainingstermine sind besser als unregelmäßige Höchstleistungen. Sport steigert die Ausdauer, Koordination, Kraft und Beweglichkeit. Bei chronischen

Schmerzen empfehlen sich rückenfreundliche Sportarten wie zügiges Gehen, Nordic Walking, Schwimmen, Wassergymnastik, Aerobic oder Velofahren. Wenn sportliche Aktivitäten die Schmerzen verstärken, sollte jedoch ein Arzt oder Physiotherapeut hinzugezogen werden. Lust auf Bewegung kommt mit der Bewegung: Fangen Sie langsam an und steigern Sie sich allmählich! Beginnen Sie zum Beispiel mit einem abendlichen Spaziergang, fahren Sie mit dem Velo zum Bäcker oder steigen Sie eine Tram- oder Busstation vor dem Ziel aus, um den restlichen Weg zu gehen.

Arbeiten trotz Rückenschmerzen?

Bisweilen sind Rückenschmerzen so heftig, dass man sich nicht in der Lage fühlt, zur Arbeit zu gehen. An solchen Tagen können Sie sich krankschreiben lassen, doch vieles spricht dafür, möglichst rasch wieder an den Arbeitsplatz zurückzukehren. Die Arbeit kann helfen, die Schmerzen zu bewältigen. Sprechen Sie – wenn es das Betriebsklima erlaubt – offen über Ihre Rückenbeschwerden. Die Kollegen und der Chef werden Verständnis haben. Auch mit dem Physiotherapeuten sollten Sie die berufliche Situation besprechen. Je schneller Sie in den Arbeitsalltag zurückfinden, desto besser. Je länger Sie dem Arbeitsplatz fernbleiben, umso höher werden die Hürden für eine Rückkehr. Es gibt vieles, was helfen kann, den Arbeitsalltag so zu gestalten, dass Sie mit chronischen Rückenschmerzen berufstätig bleiben können: ein ergonomisch eingerichteter Arbeitsplatz, angepasste Arbeitsabläufe, Übungen für den Rücken und zur Entspannung während der Arbeit, Hilfsmittel wie das richtige Schuhwerk in stehenden Berufen, eine Anpassung der Arbeitszeiten, das Lösen von Konflikten mit Kollegen usw.

Leben mit chronischen Schmerzen

Chronische Rückenschmerzen sind ein Zeitfresser und Energieräuber. Die Betroffenen verbringen einen großen Teil ihrer freien Zeit in Therapien oder der ärztlichen Sprechstunde. Zudem ist es frustrierend, wenn die Behandlung nicht anschlägt und die Schmerzen nicht nachlassen. Einige sind von den Therapeuten enttäuscht, andere hadern mit ihrem Schicksal und entwickeln eine Wut auf sich selber. Hinzu kommen Selbstzweifel. Man fühlt sich am Arbeitsplatz unter Druck, den Anforderungen der Leistungsgesellschaft nicht mehr gewachsen. Auch Beziehungen und Freundschaften können unter den ständigen Gedanken an die

Rückenschmerzen leiden. Kann man wegen der Schmerzen längere Zeit nicht arbeiten, fürchten viele um ihren Arbeitsplatz oder entwickeln Existenzängste. Die Zeit für Gespräche und der bürokratische Aufwand bei der Korrespondenz mit Ämtern und Versicherungen rauben dann mitunter mehr Energie als die chronischen Schmerzen. Nutzen Sie die Angebote der Sozialberatung und tauschen Sie sich regelmäßig mit einer Vertrauensperson aus, sei es ein Freund oder ein Psychologe. Und ein letzter Tipp: Widmen Sie sich einem Hobby, lernen Sie fotografieren oder belegen Sie einen Malkurs! Eine Lieblingsbeschäftigung kann Sie von den chronischen Rückenschmerzen ablenken.

6. So helfe ich mir selbst! Vorbeugen und Gegenstrategien entwickeln

Bewegung macht fit

Früher war bei Rückenschmerzen Schonung angesagt. Heute weiß man, dass in den meisten Fällen Bewegung sinnvoller ist als Bettruhe. Ansonsten verlieren Sie Muskelmasse, die wichtig wäre, um die Wirbelsäule zu stützen. Außerdem sorgt Bewegung für einen Ausgleich bei Schonhaltungen, die bei Schmerzen meist eingenommen werden.

Studien haben gezeigt: Wer nach akuten Rückenschmerzen so schnell wie möglich wieder aktiv wird, hat ein geringeres Risiko für Rückfälle. Aber auch bei chronischen Rückenschmerzen bringen Aktivität und Training meist eine Verbesserung.

Vor allem soll Ihnen die Bewegung Freude bereiten, damit Sie dabeibleiben. Mindestens zweimal die Woche Sport – das ist optimal. Bewegung sollte ein fester Bestandteil Ihres Tagesablaufes sein. Erhöhen Sie die Dosis langsam. Selbst ein Spaziergang kann ein guter Einstieg sein, um nach einiger Zeit vielleicht mit Nordic Walking fortzufahren. Erfahrungsgemäß trainiert man regelmäßiger, wenn man sich mit Gleichgesinnten verabredet.

Den Rücken trainieren – mit diesen Sportarten gelingt es

Wenn Sie keine akuten Rückenschmerzen haben, sollten Sie Nordic Walking ausprobieren. Durch die gleichförmigen Bewegungen wird die Muskulatur des Rückens schonend trainiert. Der Schwung mit den Stöcken kräftigt besonders die tief liegenden Muskeln rund um die Wirbelsäule. Flottes Gehen steigert außerdem Ihre Fitness. Kontrollieren Sie immer Ihre Haltung: Brust raus und die Schultern runter- und zurückziehen. Wählen Sie eine passende Ausrüstung, also Nordic-Walking-Stöcke in der richtigen Länge und Sportschuhe mit guter Dämpfung. Zudem sollten Sie die Technik des Walkens mit Stöcken beherrschen. Ein ebenfalls optimales Training für den Rücken ist der Skilanglauf, das sanfte Gleiten auf der Loipe, aus dem sich das Nordic Walking ursprünglich hervorgegangen ist.

Krafttraining ist mehr als Hanteln heben: Sie können Ihre Muskeln auch stärken, indem Sie Übungen mit

Therapiebändern machen, stärkende Gymnastik ausführen oder an speziellen Trainingsgeräten turnen. Gezieltes Krafttraining in spezialisierten Studios kann einen zu schwachen, schmerzenden Rücken in Balance bringen. Die Übungen sollten Sie unter Anleitung eines Trainers bzw. Physiotherapeuten lernen. Auch bei Menschen mit chronischen Rückenschmerzen kann Krafttraining eine deutliche Reduktion der Schmerzen und Beeinträchtigungen bewirken.

Radfahren ist ideal, wenn Sie unter Rückenschmerzen leiden. Zum einen müssen Sie Ihr Körpergewicht nicht tragen und der Rücken wird kaum belastet. Zum anderen kräftigen Sie beim Radeln automatisch Ihren Rücken, denn bei einer optimalen Haltung auf dem Fahrrad mit einem leicht nach vorn gebeugten Oberkörper gerät die Rückenmuskulatur unter Spannung. Gekräftigt wird sie außerdem durch eine optimale Einstellung von Fahrradsattel und Lenker. Überlassen Sie das unbedingt einem Profi, sonst kann Radfahren für Ihren Rücken sogar schädlich sein.

Schwimmen gehört zu den besten Rückensportarten. Die Rumpfmuskeln werden gestärkt und durch den Auftrieb im Wasser ist die Wirbelsäule kaum belastet.

Brustschwimmen ist aber nur unter bestimmten Voraussetzungen empfehlenswert, denn schwimmt man so, dass die Haare nicht nass werden, bildet man ein Hohlkreuz und überstreckt den Nacken. Deshalb: Den Kopf unter Wasser oder gleich Rückenschwimmen beziehungsweise Kraulen.

So trainieren Sie richtig:

- Übertreiben Sie nicht, gerade wenn Sie bisher eher ein Bewegungsmuffel waren.
- Achten Sie auf die Signale des Körpers. Pausieren Sie, wenn Sie Schmerzen haben.
- Wenn Sie bezüglich der Sportart oder der Trainingsintensität unsicher sind, fragen Sie Ihren Physiotherapeuten.
- Lassen Sie sich die Bewegungen von einem erfahrenen Übungsleiter genau erläutern oder besuchen Sie einen Einführungskurs.

Bei diesen Sportarten Vorsicht

Nur sehr eingeschränkt empfehlenswert für von Rückenschmerz Betroffene sind Sportarten, die tempo- und bewegungsreich sind oder wo man abrupt stoppt.

Dazu gehören Tennis oder Squash sowie einige Mannschaftssportarten (Fußball, Handball etc). Schnell kann es zum Zusammenprall mit dem Mitspieler oder zum Sturz kommen. Wer aber bereits vor Beginn der Rückenbeschwerden viel Freude an einer solchen Sportart hatte, muss sie nicht grundsätzlich aufgeben. Mit einem speziellen Training für die Rückenmuskulatur kann die „Problemzone" gestärkt werden, sodass sie auch den etwas härteren Anforderungen gewachsen ist.

Rückentraining der sanften Art

Bewegungsformen, die zum Teil auf Jahrtausende alten Traditionen aus Asien basieren, stärken den Körper und auch den Geist. Das kann helfen, gelassener mit Schmerzen umgehen. Zum Beispiel bei Yoga mobilisieren, dehnen und kräftigen die Übungen (Asanas) den gesamten Rücken. Spannungen verschwinden sowohl im muskulären als auch im seelischen Bereich. Vor allem bei chronischen Rückenschmerzen zeigen sich durch Yoga gute Effekte, was in Studien nachgewiesen wurde. Das regelmäßige Ausführen von Yoga-Übungen stärkt das Bewusstsein für den eigenen Körper und hilft, Rückenschmerzen vorzubeugen. Dafür sollten Sie besser nicht Power-Yoga, vielmehr einen ruhigeren Stil (Hatha Yoga, Vini Yoga,

Iyengar Yoga) wählen. Bitte lernen Sie Yoga nicht aus Büchern und von DVDs, sondern unter Anleitung eines erfahrenen Lehrers. Dieser kann idealerweise auch auf Ihre körperlichen Bedürfnisse eingehen. Gerade Menschen mit empfindlichem Rücken sollten nicht mit zu viel Ehrgeiz Yoga praktizieren, sonst kann es dabei zu Verletzungen kommen.

Pilates trainieren Sie am Boden oder mit speziellen Geräten. Wesentlich ist das konzentrierte Ausführen von Bewegungen in Verbindung mit der Atmung. Das Hauptziel von Pilates ist die Stabilisierung und Mobilisierung der Rumpfmuskulatur, der Wirbelsäule und des Beckenbodens.

Tai Chi (auch Schattenboxen genannt) und Qigong haben ihren Ursprung in alten chinesischen Philosophien und Kampfkünsten. Tai Chi setzt auf geschmeidige, bewusste Bewegungen, die wie im Zeitlupentempo ausgeführt werden. Qigong besteht aus einer Reihe von Haltungen, die eingenommen und nur minimal verändert werden. Beide Bewegungsformen werden im Stehen, in einer entspannten Position ausgeführt, belasten den Rücken dennoch kaum. Stattdessen sorgen sie für eine beruhigende Wirkung auf den Geist und eine Aktivierung des Körpers.

Mit der Feldenkrais-Methode wird die Körperwahrnehmung geschult. So lernen Sie, ungünstige oder unnatürliche Körperhaltungen und Bewegungen zu erkennen. Das ist der erste Schritt, sie abzulegen. Sie verinnerlichen neue Bewegungsmuster und vermeiden dadurch Nacken- und Rückenschmerzen.

Die besten Übungen für Ihren Rücken

„Bewegen statt schonen" sollte Ihre Devise sein, gerade wenn Sie zu Rückenschmerzen neigen. Machen Sie regelmäßig „Bewegungspausen", indem Sie im Alltag innehalten und Übungen im Sitzen, Stehen oder Liegen ausführen:

- Sie mobilisieren Ihre Wirbelsäule, damit Sie nicht „einrosten". Verspannungen können sich lösen und Fehlhaltungen verschwinden.
- Sie kräftigen die Rücken- und Bauchmuskulatur und beugen Rückenbeschwerden vor.

Die Übungen, die von Physiotherapeuten entwickelt wurden, dienen der Beweglichkeit/Mobilisierung der

Wirbelsäule beziehungsweise des Rumpfes und der Kräftigung der Rumpfmuskulatur. Die Bewegungen sollten ohne Schmerzen durchführbar sein. Falls Schmerzen auftreten, hören Sie bitte auf. Sollten sie auch nach längerer Zeit nicht verschwunden sein, wenden Sie sich bitte an Ihren Therapeuten.

Informationen zu den Übungen

Es folgen die 15 besten Rückenübungen aus den Bereichen Kräftigung, Mobilisation und Stabilisation. Abgedeckt wird sowohl der obere Rücken (HWS), der mittlere Rücken (BWS) als auch der untere Rücken (LWS). Die Ausführungen finden im Stehen, Liegen und im Vierfüßlerstand statt.

Informationen zur Durchführung

Zur Durchführung werden keine Geräte benötigt. Die Übungen können Sie täglich ausführen, Sie sollten allerdings mindestens dreimal pro Woche trainieren. Ziel ist, dass Sie Ihren Rücken langfristig beweglich, schmerzfrei und gesund halten.

Die Übungen wurden in drei kleine Rückentrainings auf den Stufen leicht, mittel und anspruchsvoll aufgeteilt.

Mobilisations- und Kräftigungsübungen sowie eine Abschlussdehnung bieten Ihnen ein fein abgestimmtes Workout für zu Hause. Sie benötigen dazu lediglich eine weiche Unterlage, z. B. eine Gymnastikmatte, eine große Wasserflasche und ca. zehn Minuten Zeit.

Dann heißt es: LOS GEHT'S!

Schwierigkeitsgrad „Leicht"

Übung 1: Die Beckenschaukel

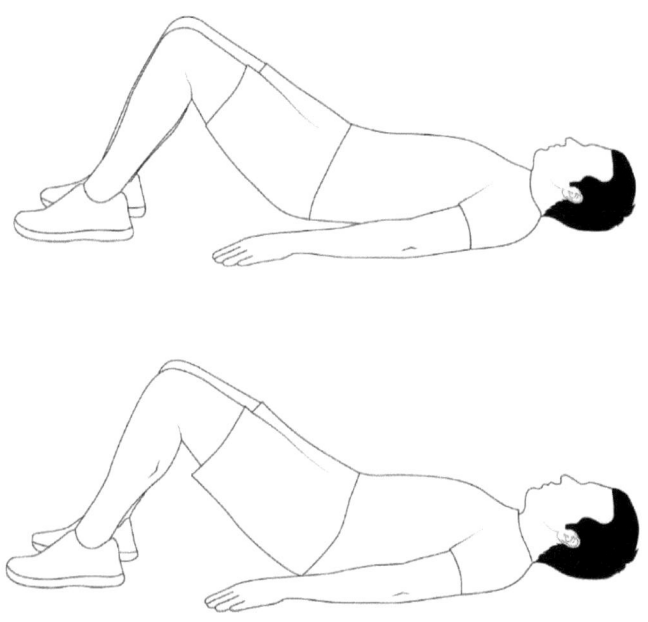

Abbildung 4: Beckenschaukel

In Rückenlage führen Sie eine weiche Beckenkippbewegung durch. Sie mobilisieren in erster Linie die Lendenwirbelsäule mit Einfluss auf die Bandscheiben, die Wirbelgelenke und die umgebende Muskulatur.

Ausgangsstellung: Rückenlage

Durchführung:

Sie liegen auf dem Rücken, Ihre Beine sind angestellt, Ihre Arme liegen locker neben dem Körper.

Ihr Becken macht eine rollende Bewegung, sodass es nach vorne und nach hinten kippt. Wenn Ihnen die Bewegung am Anfang noch schwerfällt, legen Sie als Hilfestellung Ihre Hände seitlich ans Becken, um die Bewegung zu spüren.

Zeit: Eine Minute

Übung 2: Der Fersenschieber

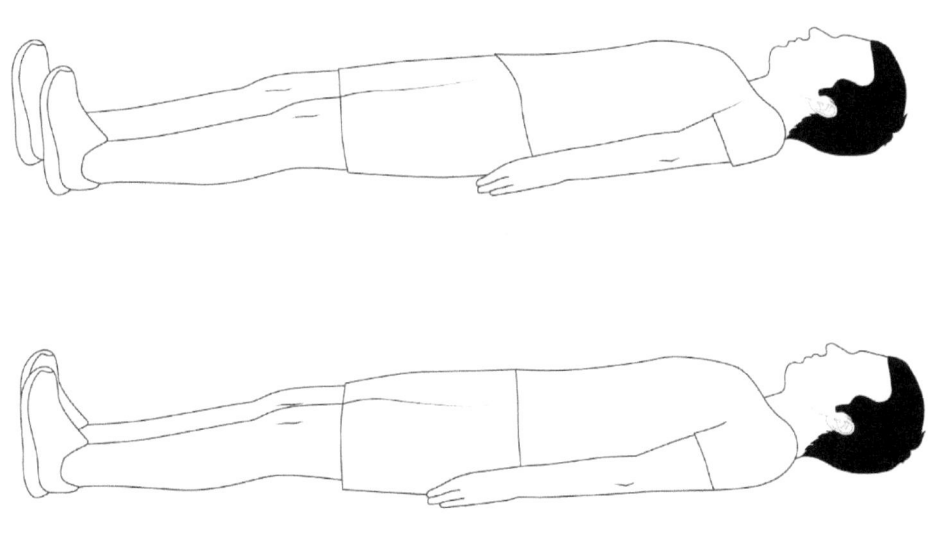

Abbildung 5: Fersenschieber

Ebenfalls in Rückenlage kommt es zu einer seitlichen Verschiebung von Becken und Lendenwirbelsäule mit positivem Einfluss auf die umgebenden Strukturen.

Ausgangsstellung: Rückenlage

Durchführung:

Sie legen sich auf den Rücken, Ihre Beine sind ausgestreckt und Sie ziehen die Fußspitzen hoch. Ihre Arme liegen locker neben dem Körper. Ziehen Sie Ihre Fußspitzen nach oben und stellen Sie sich vor, Sie drücken im Wechsel mit Ihren Fersen gegen eine Wand. Dabei schieben Sie abwechselnd das linke und das rechte Bein nach unten heraus. Als Hilfestellung können Sie Ihre Hände ans Becken legen und die Bewegung spüren.

Zeit: Eine Minute

Übung 3: Der Armheber

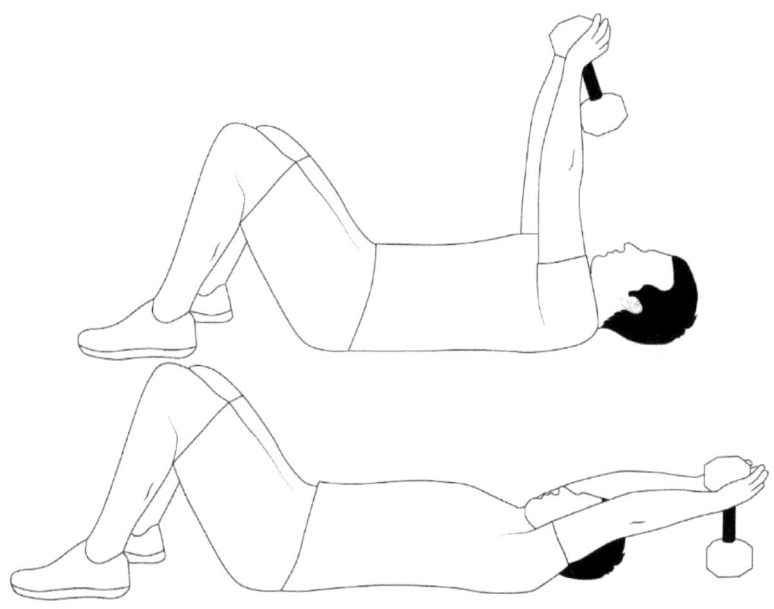

Abbildung 6: Armheber

Unter kontrollierter Stellung der Lendenwirbelsäule wird über den langen Hebel der Arme die Bauchmuskulatur auf einfache Weise trainiert.

Ausgangsstellung: Rückenlage, Sie benötigen eine große Wasserflasche

Durchführung:

Sie liegen auf dem Rücken, Ihre Beine sind angestellt und die Fußspitzen ziehen Sie nach oben. Nehmen Sie eine große Wasserflasche in beide Hände, Ihre Arme zeigen zur Decke. Achten Sie darauf, dass Ihre Lendenwirbelsäule Kontakt mit dem Boden hat. Nun führen Sie die Flasche langsam mit beiden Armen nach oben, bis sie fast den Boden berührt, danach zurück in die Ausgangsposition.

Achten Sie bei dieser Übung darauf, dass Ihre Lendenwirbelsäule während der ganzen Zeit den Kontakt zum Boden nicht verliert und Sie ruhig weiter atmen.

Zeit: 3 x 10 Wiederholungen

Übung 4: Spannungsübung

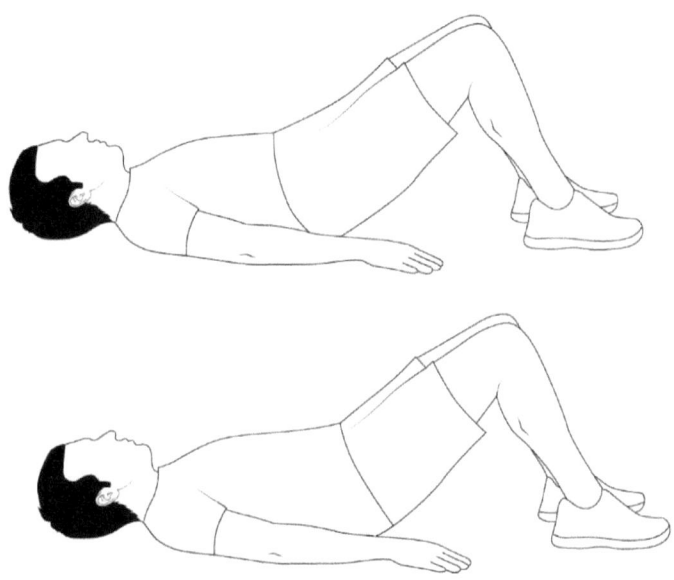

Abbildung 7: Spannungsübung

Eine Anspannungsübung für den ganzen Körper steht hier im Mittelpunkt. Gleichzeitig schult diese statische Übung das Körpergefühl, insbesondere für die Wirbelsäule.

Ausgangsstellung: Rückenlage

Durchführung:

Sie legen sich auf den Rücken, Ihre Beine sind angestellt und die Fußspitzen ziehen Sie nach oben. Legen Sie Ihre Arme gestreckt neben den Körper und drehen Sie die Handinnenflächen zur Decke. Drücken Sie nun Ihre Lendenwirbelsäule und die Arme in die Matte, nehmen Sie Ihr Kinn zur Brust und atmen ruhig weiter.

Zeit: Eine Minute

Übung 5: Dehnung der Oberschenkelrückseite

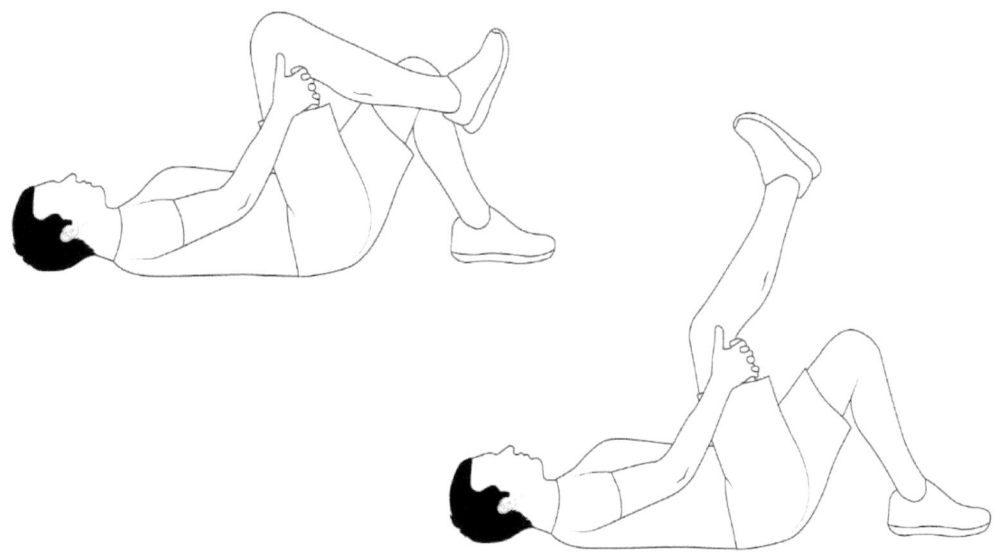

Abbildung 8: Dehnung der Oberschenkelrückseite

Die abschließende Dehnung hat Einfluss auf die Beckenstellung und somit auch auf die Statik der Wirbelsäule.

Ausgangsstellung: Rückenlage

Durchführung:

Legen Sie sich mit ausgestreckten Beinen auf den Rücken. Winkeln Sie nun ein Bein an und fassen Sie es mit beiden Händen unterhalb der Kniekehle, ziehen Sie die Fußspitze an. Strecken und beugen Sie dieses Bein so weit wie möglich in Richtung Decke und zum Gesäß.

Zeit: 10-15 Wiederholungen je Bein

Schwierigkeitsgrad „Mittel"

Übung 1: Der Katzenbuckel

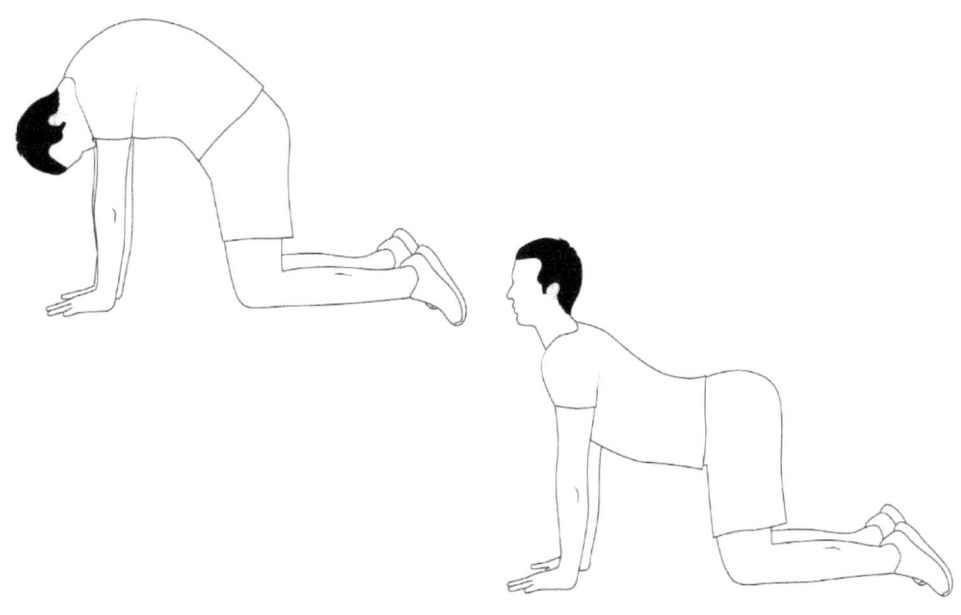

Abbildung 9: Katzenbuckel

Sie bringen Ihre gesamte Wirbelsäule in die Dehnung und lassen sie wieder zusammensinken. Durch tiefe Atmung intensivieren Sie die Mobilisationsübung.

Ausgangsstellung: Vierfüßlerstand

Durchführung:

Führen Sie diese Übung im Vierfüßlerstand aus. Dazu knien Sie sich auf den Boden und stützen sich nach vorne auf Ihren Händen ab. Achten Sie darauf, dass Ihre Hände unter den Schultern stehen, Ihre Ellenbogen ganz leicht gebeugt sind und Ihre Knie hüftbreit auseinanderstehen. Ihr Kopf bildet eine gerade Linie mit der Wirbelsäule.

Machen Sie jetzt einen Katzenbuckel, indem Sie die Wirbelsäule im Bereich zwischen den Schulterblättern so weit wie möglich nach oben zur Decke schieben, und atmen Sie in der Position dreimal tief ein und aus. Anschließend gehen Sie in die Ausgangsstellung zurück.

Übung 2: Planke

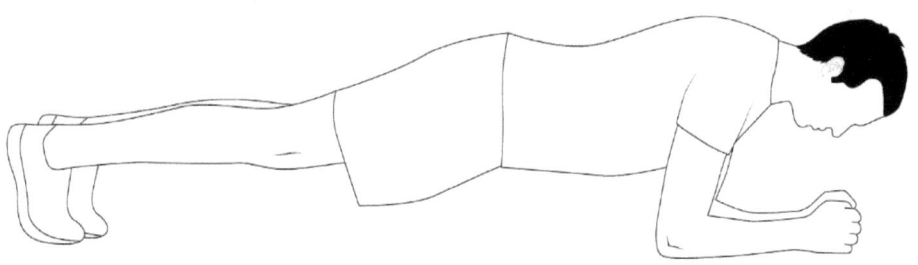

Abbildung 10: Planke

Der Unterarmstütz erfordert Haltearbeit der kompletten Rumpfmuskulatur. Dies ist eine ideale Übung, um die Stabilität der Wirbelsäule zu verbessern.

Ausgangsstellung: Unterarmstütz

Durchführung:

Gehen Sie auf die Unterarme auf den Boden und heben Sie die Knie mit dem gestreckten Bein vom Boden ab. Der Kopf befindet sich in einer geraden Linie mit der Wirbelsäule. Halten Sie diese Position, ohne in ein Hohlkreuz zu fallen.

Zeit: 2 x 30 Sekunden halten

Übung 3: Der Adler

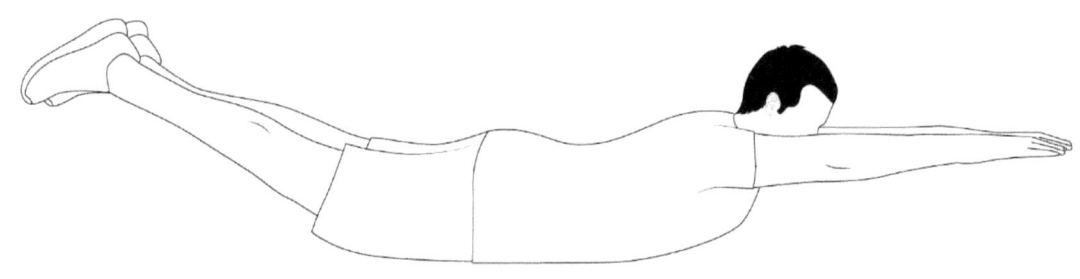

Abbildung 11: Der Adler

Die komplette Rückenmuskulatur von der Hals- bis zur Lendenwirbelsäule wird aktiviert. Durch den Einsatz der Arme kommt Dynamik in die Übung.

Ausgangsstellung: Bauchlage

Durchführung:

Sie liegen auf dem Bauch, die Handflächen berühren den Boden. Führen Sie die Schulterblätter zusammen und heben Sie den Kopf leicht an. Ihre Nase sollte knapp über dem Boden schweben. Heben Sie nun die Arme vom Boden ab und atmen Sie ruhig weiter.

Zeit: 4 x 10 Sekunden halten

Übung 4: Der bewegliche Tisch

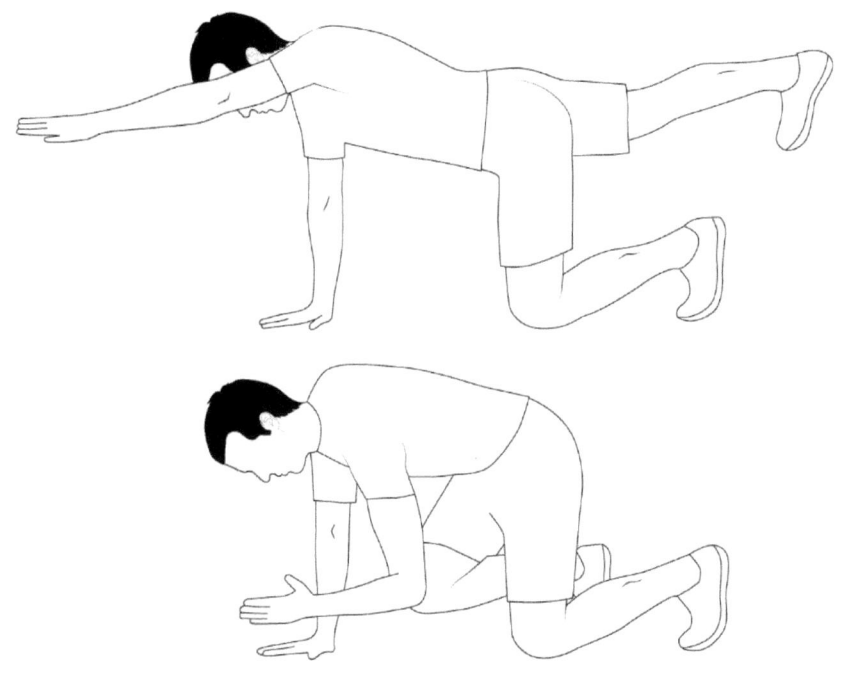

Abbildung 12: Der bewegliche Tisch

Im Vierfüßlerstand werden über Arm- und Beineinsatz die koordinativen Fähigkeiten traniniert und die Wirbelsäule stabilisiert

Ausgangsstellung: Vierfüßlerstand

Durchführung:

Führen Sie diese Übung im Vierfüßlerstand aus. Dazu knien Sie sich auf den Boden und stützen sich nach vorne auf Ihren Händen ab. Achten Sie darauf, dass Ihre Hände unter den Schultern stehen, Ihre Ellenbogen ganz leicht gebeugt sind und Ihre Knie hüftbreit auseinanderstehen. Ihr Kopf bildet eine gerade Linie mit der Wirbelsäule.

Strecken Sie nun den linken Arm und das rechte Bein aus, dann verbinden Sie das Knie und die Ellenbeuge miteinander. Ohne den Boden zu berühren, beginnen Sie die Übung wieder von vorne. Nach fünf Wiederholungen wechseln Sie die Seite.

Zeit: 3 x 5 Wiederholungen je Diagonale

Übung 5: Entlastungsstellung im Vierfüßlerstand

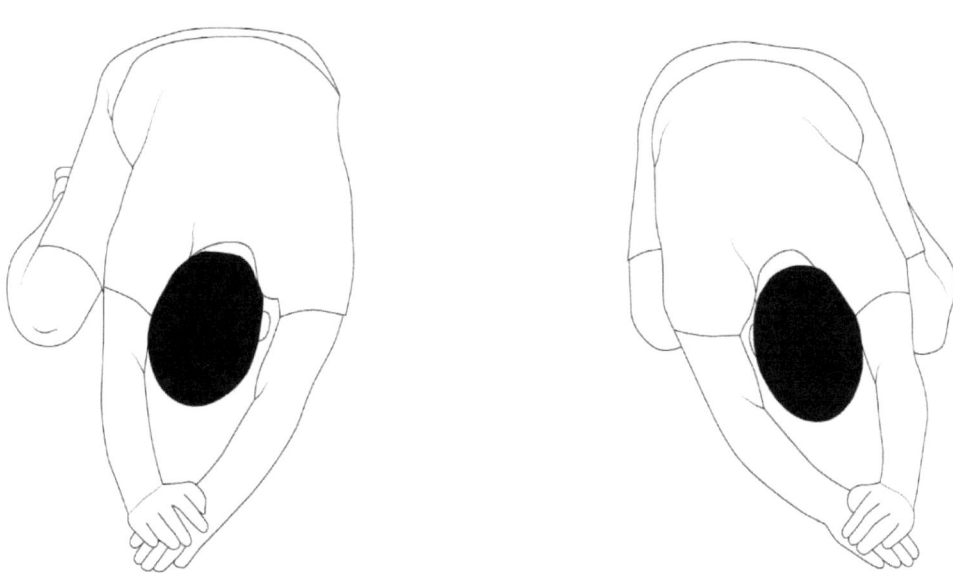

Abbildung 13: Entlastungsstellung im Vierfüßlerstand

Zum Abschluss wird die Wirbelsäule bei gleichzeitiger Dehnung der Schultergürtelmuskulatur maximal gestreckt.

Ausgangsstellung: Vierfüßlerstand

Durchführung:

Begeben Sie sich in den Vierfüßlerstand. Bewegen Sie nun Ihre Arme auf der Matte nach oben und Ihren Po Richtung Füße, bis Sie die maximale Streckposition einnehmen

Zeit: Eine Minute halten

Schwierigkeitsgrad „Anspruchsvoll"

Übung 1: Der Wirbelroller

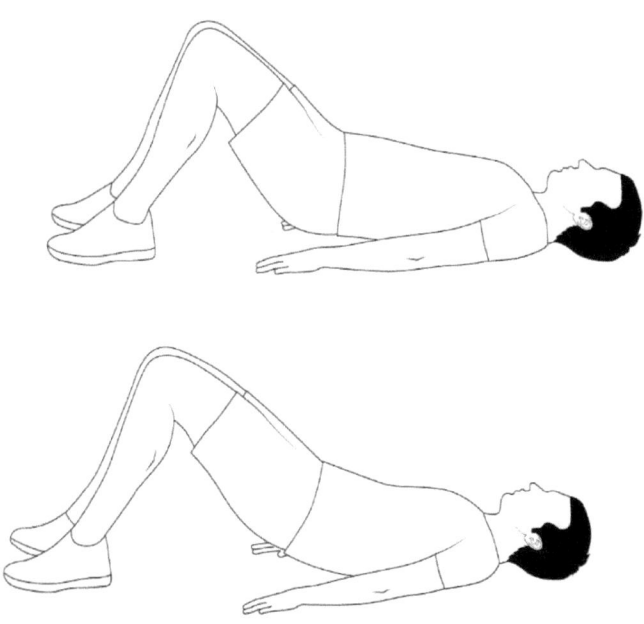

Abbildung 14: Der Wirbelroller

Auf dem Rücken liegend wird die Wirbelsäule Wirbel für Wirbel auf schonende Weise auf- und abgerollt.

Ausgangsstellung: Rückenlage

Durchführung:

Stellen Sie Ihre Beine an und heben Sie Ihr Becken hoch. Halten Sie die Position und kippen Sie Ihr Becken auf und ab. Becken, Lendenwirbelsäule und Brustwirbelsäule werden nacheinander sanft mobilisiert. Achten Sie darauf, dass das Becken während der Übung angehoben bleibt.

Zeit: 3 x 8 Wiederholungen

Übung 2: Der starke Armdreher

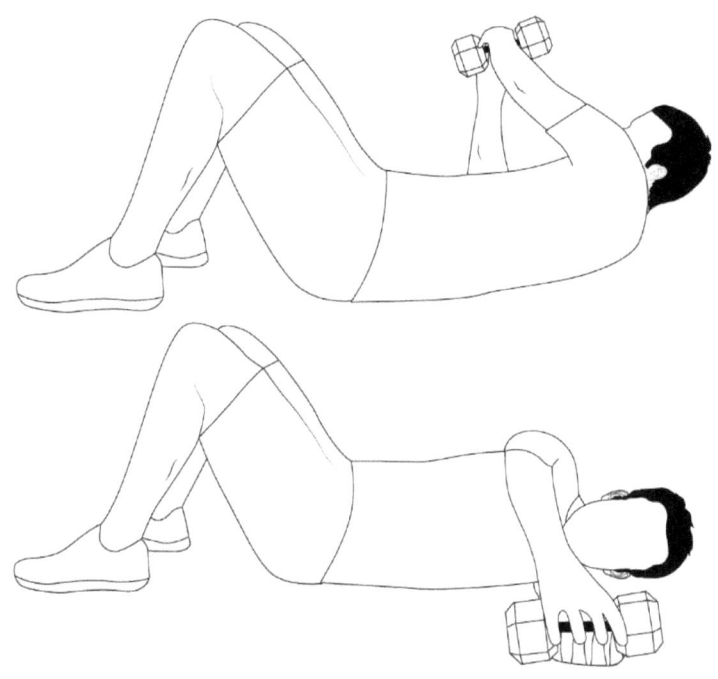

Abbildung 15: Der starke Armdreher

In Rückenlage muss die obere und untere Bauchmuskulatur arbeiten, wobei über die Arme Dynamik in die Übung kommt.

Ausgangsstellung: Rückenlage

Durchführung:

Sie liegen auf dem Rücken, Ihre Beine sind angestellt, Ihre Arme liegen locker neben dem Körper. Heben Sie Ihre Beine nacheinander im 90-Grad-Winkel an ziehen Sie die Fußspitzen nach oben und bleiben Sie in dieser Position. Nehmen Sie eine große Wasserflasche in beide Hände, Ihre Arme zeigen zur Decke. Achten Sie darauf, dass Ihre Lendenwirbelsäule Kontakt mit dem Boden hat. Nun führen Sie die Flasche langsam mit beiden Armen zur rechten und dann zur linken Seite und danach zurück in die Ausgangsposition.

Achten Sie bei dieser Übung darauf, dass Ihr Gesäß während der ganzen Zeit den Kontakt zum Boden nicht verliert und Sie ruhig weiter atmen.

Zeit: 2 x 10 Wiederholungen

Übung 3: Skorpion

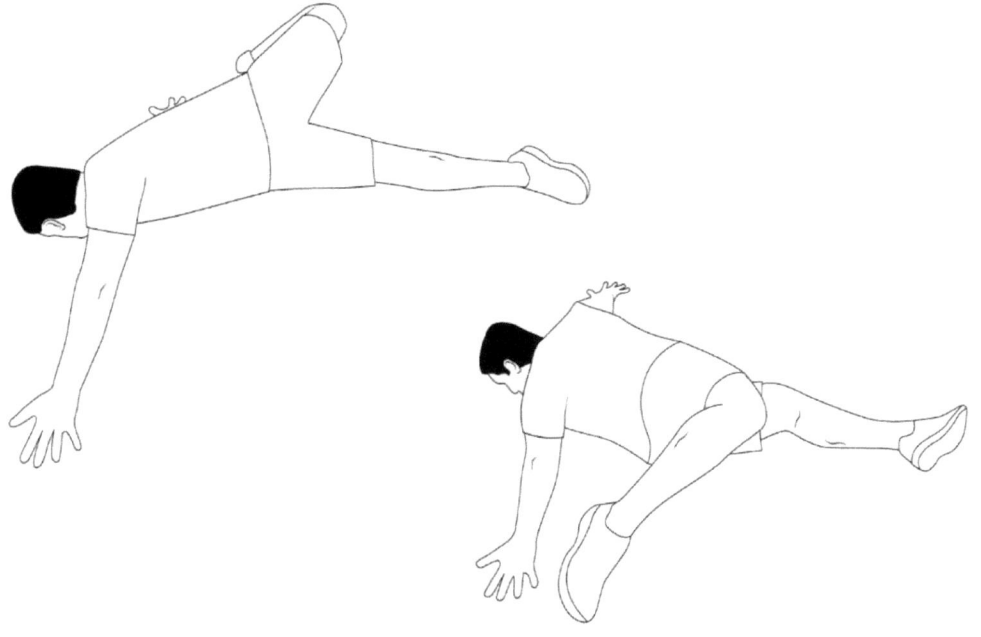

Abbildung 16: Skorpion

Diese koordinativ anspruchsvolle Übung dient der Ganzkörperstabilität. Im Mittelpunkt stehen die Rotation im unteren Rücken und die Kräftigung der unteren Rückenmuskulatur.

Ausgangsstellung: Bauchlage

Durchführung:

Sie liegen auf flach auf dem Boden. Die Hände sind an den Seiten flach aufgelegt. Sie heben die Ferse am linken Bein an und versuchen, damit Ihre Handfläche zu berühren, dann wiederholen Sie den gleichen Bewegungsablauf mit der rechten Seite.

Zeit: 2 x 7 Wiederholungen je Seite

Übung 4: Der Schwimmer

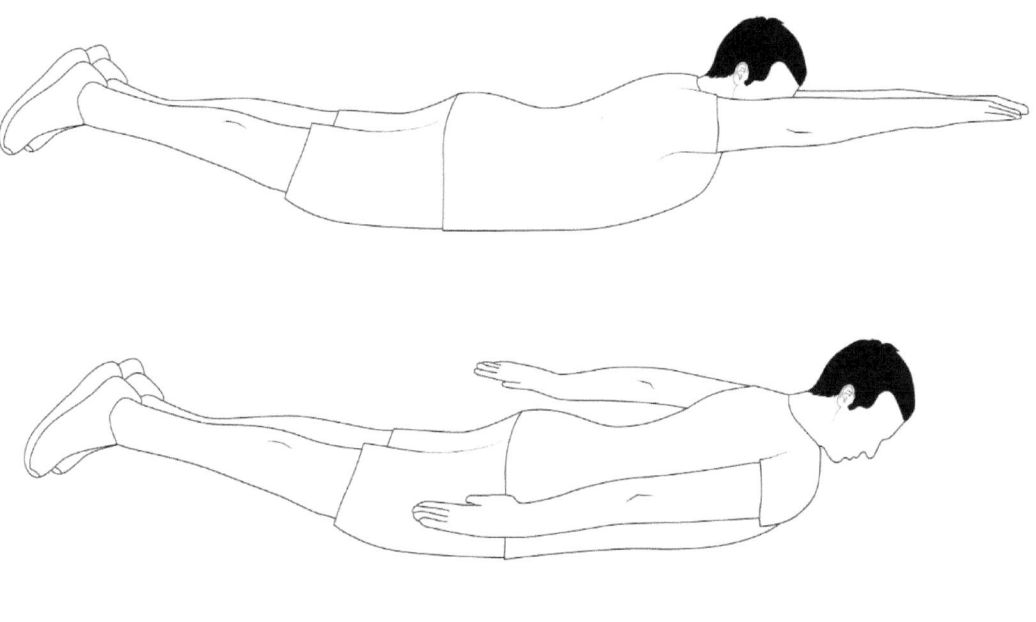

Abbildung 17: Schwimmer

In Bauchlage wird die komplette Rückenmuskulatur gekräftigt. Auch koordinativ ist diese Übung anspruchsvoll.

Ausgangsstellung: Bauchlage

Durchführung:

Sie legen sich auf den Bauch, Ihre Handflächen berühren den Boden. Nehmen Sie Ihre Schulterblätter zusammen und heben Sie den Kopf leicht an. Ihre Nase soll knapp über dem Boden schweben. Heben Sie jetzt Ihre Arme vom Boden ab und bewegen sie im Wechsel über die Seite nach oben, ohne dabei den Boden zu berühren.

Zeit: 2 x 10 Wiederholungen

Übung 5: Dehnung des Hüftbeugemuskels

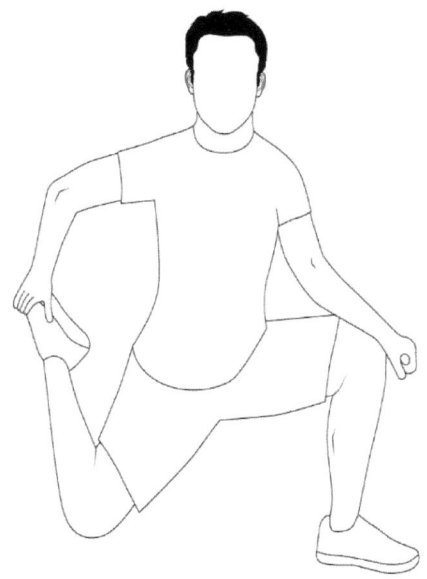

Abbildung 18: Dehnung des Hüftbeugers

Der Hüftbeuger wird im Kniestand effektiv gedehnt. Die Arme werden zusätzlich miteinbezogen, um die vordere Muskelkette zu vervollständigen.

Ausgangsstellung: Kniestand

Durchführung:

Aus dem Kniestand setzen Sie Ihr linkes Bein auf der Matte so auf, dass Ihr linkes Knie in einem rechten Winkel steht. Stellen Sie Ihren linken Fuß nun ca. 10 cm weiter nach vorne; bewegen Sie jetzt Ihren aufgerichteten Oberkörper nach vorne und lassen Sie dabei kein Hohlkreuz zu. Ziel ist, die Dehnung im rechten vorderen Leistenbereich zu spüren. Zusätzlich nehmen Sie den rechten Arm nach oben.

Zeit: 1 x 1 Minute je Seite

Wichtig:

- Immer die Schmerzgrenze beachten
- Nach der Übung sollte es besser gehen

Hinweis: Bei der Auswahl der Übungen sind diejenigen berücksichtigt worden, die man selbstständig ohne viel Unterstützung von einem Profi richtig durchführen kann. Wenn Sie sich unsicher bei der Ausführung der Übungen fühlen oder die Schmerzen zwei Wochen nach Beginn des Programms nicht nachlassen, wenden Sie sich bitte an einen Physiotherapeuten.

7. Den inneren Schweinehund überwinden

Vielleicht kennen Sie das auch: Man will sich bewegen oder Sport treiben. Man weiß, wie sinnvoll das ist und wie gut man sich hinterher fühlt, aber sich aufzuraffen fällt schwer. Schnell sind Ausreden da: Schlechtes Wetter, zu viel Arbeit, müde Beine – und schon ist es vorbei mit den guten Vorsätzen. Was ist passiert? Mit dem Training wurden keine schönen, positiven Emotionen verbunden, sondern Gefühle von Überlastung, Stress und Anstrengung.

Damit Sie beim nächsten Mal nicht wieder in diese Falle tappen, nutzen Sie folgende Strategien:

1. Formulieren Sie Ihren Plan positiv

Stellen Sie sich vor, wie Sie die Aufgabe mit Freude und Elan erledigen. Formulieren Sie Ihr Vorhaben positiv. „Ich freue mich auf den Spaziergang nach der Arbeit." Und nicht: „Nach der Arbeit soll ich noch raus…"

2. Denken Sie an die positiven Effekte

„Das Krafttraining macht mich stark und geschmeidig. Meine Rückenschmerzen treten seltener auf. Ich fühle mich gut."

3. Entsorgen Sie Emotionsmüll

Wandeln Sie negative Vorstellungen in positive um. Also anstelle „Ich fühle mich zu schlapp fürs Training" lieber „Mal sehen, wie viele Übungen ich heute hinkriege".

4. Erst leisten, dann belohnen

Beschenken Sie sich im Erfolgsfall für Ihre Willenskraft beispielsweise mit einer Tasse Kaffee oder einer Zeitschrift.

5. Tun Sie Gutes und reden Sie darüber

Erzählen Sie Ihren Freunden, Kollegen und Bekannten von Ihren sportlichen Erfolgen und Erlebnissen. Die Anerkennung tut Ihnen gut und motiviert zum Dranbleiben.

6. Planen Sie in kleinen Schritten

Es muss nicht gleich eine ganze Stunde auf dem Rad sein. Fangen Sie mit realistischen Zielen lieber klein an und steigern Sie sich.

7. Machen Sie feste Pläne

Planen Sie Ihren Sporttermin so exakt wie einen beruflichen Termin oder den beim Physiotherapeuten. Versuchen Sie genauso pünktlich zu sein.

8. Suchen Sie Mitstreiter

Gehen Sie in eine Sportgruppe oder finden Sie einen Trainingspartner, mit dem Sie feste zeitliche Verabredungen zum Sport treffen. Einen fixen Termin sagt man seltener ab.

9. Probieren Sie es mit Musik

Musik und Rhythmus von einem Handy oder MP3-Player im Ohr können motivieren und die Gedanken von schweren Beinen ablenken. Bei einem Takt von 120 bis 140 Schlägen pro Minute sind wir besonders motiviert und halten länger durch.

10. Suchen Sie Freude

Wenn Sie sich ständig beim Walken quälen, dann probieren Sie es doch lieber mit einer anderen Bewegungsart – vielleicht ist Schwimmen Ihr Sport. Finden Sie heraus, was Ihnen Spaß machen könnte, denn Freude ist die beste Motivation.

Weitere Tipps für einen rückenschonenden Alltag

Wenn Sie unter Rückenschmerzen leiden oder einen empfindlichen Rücken haben, sollten Sie sich möglichst „rückenfreundlich" bewegen. Achten Sie auch auf rückengerechte Arbeitsbedingungen sowie geeignete Geräte und Hilfsmittel.

Am Schreibtisch

Wenn Sie viel Zeit am Schreibtisch sitzend verbringen, sorgen Sie bitte für beste Bedingungen. Schreibtisch und Stuhl sollten höhenverstellbar sein, um sie an Ihren Körper anpassen zu können. Der Arbeitstisch hat eine ideale Höhe, wenn die Unterarme bei aufrechter Körperposition auf der Tischplatte aufliegen und die Ellenbogen einen 90-

Grad-Winkel bilden. Arbeiten Sie mit dem Computer, gelten folgende optimale Werte: Der Abstand vom Bildschirm zu den Augen beträgt etwa 50 bis 60 Zentimeter. Der Bildschirm sollte so platziert sein, dass Ihre Augen sich im oberen Drittel des Bildschirms befinden.

Sitzen Sie weder ständig kerzengrade noch zusammengesunken. Ideal ist, wenn die Wirbelsäule im Sitzen ihre natürliche S-Form einnehmen kann. Dann wird sie am wenigsten belastet. Das gelingt, wenn die Sitzfläche des Stuhls leicht nach vorne hin abfällt (eventuell Keilkissen nutzen), Ober- und Unterschenkel einen 90-Grad-Winkel bilden und die Fußsohlen auf dem Boden stehen können. Der Rücken kann zeitweilig auf der leicht nach hinten geneigten Rückenlehne abgelegt werden.

Richtig sitzen bedeutet nach neuesten wissenschaftlichen Erkenntnissen: „Immer so sitzen, wie man gerade nicht sitzt." Wechseln Sie Ihre Sitzposition etwa alle 20 Minuten. Stellen Sie sich einen Kurzzeitwecker. Stehen Sie zwischendurch immer mal wieder auf. Dieses „dynamische Sitzen" beugt einseitigen Belastungen vor. Weitere Tipps für ein dynamisches Sitzen: Schaffen Sie sich ein Stehpult oder einen Sitzball an und führen Sie

Telefonate nur stehend. All das wirkt Muskelverspannungen entgegen.

Auch auf die richtige Höhe der Arbeitsflächen in der Küche oder beim Heimwerken sollte geachtet werden, denn schon eine größere Beugung aus der Senkrechten nach vorn belastet die Bandscheiben ungünstig und kann langfristig zu Schäden am Rücken führen. Abhängig von der individuellen Körpergröße benötigen beispielsweise Personen mit einer Körpergröße von 1,65 m eine Arbeitshöhe von 90 cm, bei 1,80 m Größe werden 95 cm empfohlen.

Anspruch auf einen rückenfreundlichen Arbeitsplatz

Seit einigen Jahren sind Unternehmen mit mehr als zehn Mitarbeitern verpflichtet, bestimmte EU-Normen bezüglich der Bildschirmarbeitsplätze einzuhalten. Doch leider sind nicht alle Arbeitgeber gewillt, die eventuellen Mehrkosten für den Neukauf beziehungsweise die Umrüstung zu tragen. Hinzu kommt, dass die Richtlinien bei kleinen Unternehmen gar nicht greifen.

Bestehen Sie dennoch auf einer ergonomischen Einrichtung Ihres Arbeitsplatzes. Ihrem Arbeitgeber bringt es schließlich nur Nachteile, wenn Sie aufgrund von Rückenerkrankungen, die durch eine schlechte Qualität des Materials und Anordnung der Möbel entstanden sind, regelmäßig ausfallen. Werden Schwerbehinderte beschäftigt, hat der Arbeitgeber sogar einen Anspruch auf staatliche Zuschüsse zur behindertengerechten Ausstattung des Arbeitsplatzes.

Bett

Durchschnittlich ein Drittel seines Lebens verbringt ein Mensch im Bett. Damit man sich morgens ohne Rückenschmerzen erheben kann, sollte die Qualität von Matratze, Lattenrost und Kissen gut sein. Die eine optimale Matratze für alle gibt es nicht. Im Liegen sollte die Matratze die Wirbelsäule stützen, sodass sie ihre natürliche Form beibehalten kann. Der Härtegrad einer Matratze resultiert aus dem Körpergewicht: Je schwerer man ist, desto härter muss eine Matratze sein, um den Rücken ausreichend zu stützen. Ist die Matratze zu hart, führt das zu Hohlstellen im Lendenwirbelsäulenbereich. Die Matratze muss sich an den Körper anpassen. Ist sie zu weich, hängt die Wirbelsäule durch.

Zu den gängigen Materialien gehören Federkern, Kaltschaum und Latex. Die Wahl richtet sich nach der Vorliebe, dem Geldbeutel und dem Wohlbefinden. Gehen Sie in ein Fachgeschäft, in dem Sie beraten werden und das Recht haben, die Matratze auch nach einigen Tagen umzutauschen.

Wer eine empfindliche Halswirbelsäule hat, sollte seinen Kopf auf ein Nackenstützkissen betten. Der Kopf knickt damit nicht ab und der Nacken bleibt locker.

Auf den Beinen

Wenn Sie tagsüber viel auf den Beinen sind, brauchen Sie gute Schuhe, um Rückenschmerzen vorzubeugen. Für den sicheren Stand muss die Ferse einen guten Halt haben und der Schuh muss vorne für die Zehen breit genug sein. Die Ferse darf etwas höher als die Zehen liegen. Zu hohe Absätze sind allerdings Gift für den Rücken, denn das Becken verschiebt sich und der Rücken wird falsch belastet.

Kaufen Sie Schuhe, deren Absätze die Stöße abfedern und die eine biegsame Sohle haben. Wenn Sie nicht auf hohe Absätze verzichten wollen, versuchen Sie, diese nur ab und an zu tragen. Während eines langen Tages in Schuhen sollten sie versuchen, die Beine zwischendurch auch mal hochzulegen. Wenn man sich über die Einflussfaktoren nicht sicher ist und sich beraten lassen möchte, sollte man einen Physiotherapeuten aufsuchen.

Ich bin stark! Lernen, mit dem Schmerz zu leben

Oft ist die Behandlung von Rückenschmerzen eine langwierige Angelegenheit. Vor allem bei rheumatisch bedingten Rückenschmerzen kann der Schmerz bleiben. Wenn alle Therapieversuche ausgeschöpft wurden, kann es sein, dass Sie lernen müssen, mit einem gewissen Maß an Schmerzen zu leben, allerdings ohne sich von ihm beherrschen zu lassen.

An manchen Tagen wird das möglich sein, und zwar dann, wenn es uns gut geht, wir schöne Erlebnisse haben, Erfolge im Beruf oder bei Freizeitbeschäftigungen verbuchen können. Negative Erlebnisse drücken die Stimmung und dann empfindet man Schmerz umso deutlicher. Man sackt in sich zusammen, verspannt die Rückenmuskeln, als ob man einen Panzer um sich herum aufbauen wollte, der schützt. Ein Teufelskreis aus Schmerz, Verspannung und belastenden Gefühlen entsteht.

Ich nehme mein Leben in die Hand

Wer diesen Teufelskreis erkennt, hat schon viel gewonnen, denn er kann aus ihm ausbrechen. Sich selbst etwas Gutes zu tun, etwa sich mit einem Besuch im erholsamen Thermalbad oder mit einem farbenfrohen Kleidungsstück zu belohnen, kann die Laune ungemein heben. Man strahlt nicht nur mehr Lebensfreude aus, sondern tritt dem Schmerz auch mit einem ganz neuen Selbstbewusstsein entgegen. „Ich lasse mich von dir nicht unterkriegen", lautet die Botschaft an den eigenen Körper. „Ich nehme dich an, ich hasse dich nicht – aber ich ergebe mich dir auch nicht."

Ich bin nicht allein

Der Austausch mit anderen Betroffenen kann einen wichtigen Beitrag dazu leisten, mit sich, seinem Körper und dem Rückenschmerz ein einvernehmliches Dasein zu führen. So bieten etwa die Selbsthilfegruppen der Deutschen RheumaLiga, die in Eigenregie von den örtlichen Arbeitsgruppen angeboten werden, ein wichtiges Forum zum Erfahrungsaustausch.

Das Gespräch mit anderen hilft und macht Mut, den eigenen Schmerzen und den damit verbundenen Einchränkungen offensiv entgegenzutreten. Schon der soziale Kontakt und das Verlassen der „eigenen Schmerzwelt" tragen dazu bei, das Leben positiver zu sehen.

8. Hilft Physiotherapie bei Rückenschmerzen?

Rückenschmerzen gelten in Deutschland mittlerweile als Volkskrankheit Nummer 1. Wer kennt das nicht: stechenden Schmerz oder ein Gefühl von Steifheit im Rücken? Für viele Menschen bringen Rückenleiden spürbare Einschränkungen im Alltag, im Beruf und in der Freizeit mit sich und nehmen damit erheblichen Einfluss auf unsere Lebensqualität.

„Natürlich ist Lebensqualität nicht alles. Aber ohne Lebensqualität ist alles nichts."

Die Schmerzen kommen und gehen. Häufig ignorieren wir sie so lange wir können. Dann probieren wir viel aus und lesen den einen oder anderen Tipp: Doch das meiste hilft leider nur wenig oder gar nicht.

Irgendwann trifft man dann diesen einen Bekannten, der die Physiotherapie empfiehlt – bei ihm habe sie super geholfen. Doch ist das wirklich so? Kann Physiotherapie uns helfen, endlich schmerzfrei zu werden?

Physiotherapie kann bei einer Vielzahl von Beschwerden helfen

Im Allgemeinen hat Physiotherapie viele positive Auswirkungen auf Ihren Körper, wie z. B.:

- Befreiung oder Linderung von Schmerzen
- Förderung der Durchblutung und des Stoffwechsels
- Verbesserung von Koordination und Beweglichkeit
- Steigerung von Kraft und Ausdauer
- „Mens sana in corpore sano" – ein gesunder Geist in einem gesunden Körper

Durch Physiotherapie wird ein Zustand geschaffen, der gegenwärtige Beschwerden heilt – oder zumindest lindert – und präventiv weitere Beschwerden verhindert. Dadurch wird man ausgeglichener und es entsteht idealerweise eine Harmonie zwischen Körper und Seele.

Doch hilft Physiotherapie auch bei Rückenschmerzen?

Bei akuten Rückenschmerzen kann Physiotherapie helfen, diese zu reduzieren und Ihre ursprüngliche Beweglichkeit und Belastbarkeit wiederherzustellen.

Physiotherapie kann Ihnen zudem helfen, das Risiko erneuter Rückenschmerzen zu verringern.

Physiotherapeuten wenden eine breite Palette von Therapien und Techniken an, um Ihnen bei akuten Rückenschmerzen zu helfen oder Sie bei der Prophylaxe von Rückenschmerzen zu unterstützen.

Physiotherapie ist ein wichtiger Baustein in einem wirkungsvollen Behandlungskonzept. Die Physiotherapie kann mit psychotherapeutischen Ansätzen, Manueller Therapie oder Coaching zu Ernährung und Stressabbau helfen.

Die Funktionsweise des Körpers ist sehr komplex, daher gilt: Je mehr beeinflussende Faktoren durch eine Physiotherapie adressiert werden können, desto höher sind die Erfolgschancen für dauerhafte Schmerzfreiheit.

Bei welcher Art von Rückenschmerzen hilft Physiotherapie?

Wir kennen sie fast alle – die pulsierenden, stechenden oder dumpfen Rückenschmerzen. Und wenn sie richtig schlimm sind, kann man sich fast gar nicht mehr aufrichten, geschweige denn bewegen.

Physiotherapie kann bei verschiedenen Arten von Rückenschmerzen helfen, z. B. bei:

Unspezifischen Rückenschmerzen – Schmerzen, bei denen keine spezifische Ursache oder Verletzung identifiziert werden kann. Mögliche Ursachen sind beispielsweise Verspannungen der Rückenmuskulatur.

Ischiasschmerz – Schmerzen, die sich vom Rücken in die Beine ausbreiten. Mögliche Ursachen sind z. B. Bandscheibenvorfälle.

Rückenschmerzen durch Alterung der Bandscheiben – Schmerzen durch degenerative Bandscheibenerkrankung in der Wirbelsäule.

Wirbelsäulenstenose – Druckschmerzen durch eine Verengung des Raums um das Rückenmark.

Glücklicherweise legen sich die Schmerzen oft so schnell, wie sie gekommen sind. Wenn sich die Rückenschmerzen jedoch nach Tagen immer noch nicht gebessert haben, sollten Sie einen Physiotherapeuten aufsuchen.

Wie läuft eine Erstbehandlung beim Physiotherapeuten ab?

Bei Ihrem ersten Termin wird Ihr Physiotherapeut eine ausführliche Anamnese durchführen und Ihre Beschwerden, Ihren Lebensstil, Ihre bisherige Medikation und Ihre individuelle Situation genau analysieren.

Diese umfasst neben verschiedenen Fragen auch eine detaillierte körperliche Untersuchung der betroffenen Nerven, Muskeln, Knochen und Gelenke.

Auf der Basis der Anamnese wird Ihr Physiotherapeut einen Behandlungsplan zur Therapie Ihrer Rückenprobleme erstellen. Er wird Ihnen erklären, welche aktiven und passiven Maßnahmen die besten Aussichten auf Erfolg haben.

Es ist schwer zu sagen, welche Übungen bzw. Therapieformen am besten bei Ihren Rückenschmerzen wirken – so unterschiedlich die Schmerzursachen sind, so individuell müssen sie behandelt werden. Leider gibt es hier keinen Königsweg.

Ein guter Physiotherapeut wird von Behandlung zu Behandlung beurteilen, was in Ihrer Situation am besten ist. Dabei berücksichtigt er nicht nur die Anamnese und den Therapieplan, sondern auch Ihre Entwicklung zwischen den Behandlungseinheiten.

Bei Fragen oder Bedenken sollten Sie jedoch Ihren Physiotherapeuten immer sofort darauf ansprechen, denn die Grundlage für eine wirkungsvolle Therapie ist neben einem vertrauensvollen Verhältnis zwischen Ihnen und Ihrem Physiotherapeuten, dass Sie die Ziele und Herangehensweise der Therapie verstehen und diese voll mittragen – nur so können Sie auch wirkungsvoll in Ihrem Alltag Ihre Ziele erreichen.

Wie hilft aktive Physiotherapie bei Rückenschmerzen?

Bei der aktiven Therapie, wie z. B. dem TheraBand-Training, werden von Ihnen Bewegungen selbstständig zur Heilung oder Vorbeugung von Beschwerden durchgeführt.

Ihr Physiotherapeut zeigt Ihnen, welche Übungen für Sie und Ihre individuelle Situation geeignet sind und wie Sie diese richtig ausführen. Er wird lediglich die Ausführung korrigieren. In Absprache mit Ihrem Therapeuten sollten Sie diese Übungen auch zu Hause in Ihren Alltag integrieren.

Auch wenn man bei Rückenschmerzen Bewegung am liebsten vermeiden würde, ist es sehr wichtig, in irgendeiner Weise aktiv zu bleiben. Aktive Übungen können Ihnen helfen, die Beweglichkeit und Kraft im unteren Rücken zu erhalten oder zu verbessern. So können auch Knochen und Gelenke entlastet und Schmerzen gelindert werden.

Diese aktiven Übungen könnte Ihr Physiotherapeut mit Ihnen durchführen

Ausdauertraining – bringt Sie in Bewegung und erhöht Ihre Herzfrequenz. Diese Übungen helfen nicht nur, die Beweglichkeit zu erhöhen und den Rücken zu stärken, sondern eignen sich auch zum Abnehmen und steigern das Wohlbefinden. Meist startet man zunächst mit Training in geringer Intensität, wie z. B. Spazierengehen, Schwimmen oder Training am Heimtrainer. Nach und nach wird Ihr

Physiotherapeut die Dauer und Intensität in Absprache mit Ihnen steigern. In der Regel wird Ausdauertraining ca. vier- bis fünfmal die Woche für 20 bis 30 Minuten empfohlen.

Dehnübungen – verbessern Ihre Beweglichkeit und reduzieren Verspannungen. Da viele Rückenschmerzen sich auf muskuläre Verspannungen und Verkürzungen zurückführen lassen, ist Dehnen ein wichtiger Bestandteil einer ausgewogenen Rückentherapie. Für den bestmöglichen Erfolg sollte das von Ihrem Physiotherapeuten empfohlene Dehnprogramm in Ihren Alltag integriert werden. Eine typische Dehnübung zur Reduzierung von Verspannungen und muskulären Dysbalancen im Bereich des Rückens ist z. B. das Dehnen der Oberschenkelrückseite oder der Rückenstrecker durch Berühren des Bodens mit den Händen.

Kräftigungsübungen – stärken die Kernmuskulatur im Bauch, Rücken und Beckenbereich. Oft können Rückenschmerzen auf eine nicht ausreichend trainierte oder überforderte Muskulatur zurückgeführt werden. Als natürlicher Reflex kann die überbeanspruchte Muskulatur verspannen und Rückenschmerzen verursachen. Durch eine langfristige Kräftigung insbesondere der Rumpfmuskulatur kann dem effektiv vorgebeugt werden.

Wie hilft passive Physiotherapie bei Rückenschmerzen?

Bei passiven Maßnahmen erfolgt die Behandlung durch Ihren Therapeuten, ohne dass Sie aktiv mitarbeiten, wie z. B. beim Lösen von Muskelverklebungen oder bei der Mobilisation von Gelenken.

Der Therapieplan Ihres Physiotherapeuten zur Behandlung Ihrer Rückenbeschwerden enthält meistens neben aktiven Elementen auch eine der folgenden manuellen Techniken:

Manuelle Therapie – Mobilisierung und Behebung von Funktionsstörungen des Bewegungsapparates. Mit speziellen Handgriffen und Mobilisationstechniken werden Schmerzen gelindert und Bewegungsstörungen beseitigt. Das Ziel ist, Ihren Rücken wieder in seinen ursprünglichen Bewegungsbereich zu versetzen.

Um Rückenschmerzen möglichst wirkungsvoll zu bekämpfen, sollten aktive und passive Therapieelemente kombiniert werden.

Ihr Physiotherapeut weiß genau, wann bei Ihrem individuellen Beschwerdebild mehr aktive Übungen oder passive Behandlungen zielführend sind.

Was muss ich nach der Physiotherapie bei Rückenschmerzen beachten?

Nach Ihrer ersten Behandlungseinheit wird Ihnen Ihr Physiotherapeut einen Übungsplan für zu Hause erstellen, denn langfristige Linderung von Rückenschmerzen ist meist nur möglich, wenn zusätzlich zu den Behandlungen in der Physiotherapiepraxis auch im Alltag regelmäßig Übungen durchgeführt werden.

Neben einem Trainingsplan für Heimübungen kann Sie Ihr Physiotherapeut auch mit praktischen Ratschlägen für den Alltag unterstützen, z. B. bei der korrekten Körperhaltung oder der ergonomisch optimierten Einstellung Ihres Bürostuhls und Autositzes.

Physiotherapie ist nur ein Baustein bei der Behandlung von Rückenschmerzen, denn nur wenn Sie Ihren Lebensstil an die Bedürfnisse Ihres Körpers anpassen, ist langfristige Schmerzfreiheit möglich. Dazu zählen regelmäßige Bewegung, Dehn- und Kräftigungsübungen, aber auch eine ausgewogene Ernährung und Stressmanagement im Alltag.

Ein guter Physiotherapeut kann nicht alles und versucht es auch gar nicht. Er kann aber auf ein starkes Netzwerk an kompetenten Kooperationspartnern zurückgreifen, die er Ihnen empfehlen kann.

zurückgreifen, an die er Sie weiterleiten kann.

Gibt es Nebenwirkungen der Physiotherapie bei Rückenschmerzen?

Physiotherapie, die von einem kompetenten Physiotherapeuten durchgeführt wird, birgt kaum Risiken oder Nebenwirkungen.

Wichtig ist, dass die Belastung während der Therapie auf Sie abgestimmt ist und Sie nicht überfordert.

Es ist möglich, dass bestimmte Übungen und Bewegungen Ihre Rückenschmerzen verschlimmern, was aber nicht zwangsläufig schlecht sein muss. Weisen Sie Ihren Physiotherapeuten umgehend darauf hin. Nur so kann er beurteilen, ob es sich bei Ihren Schmerzen um eine harmlose Erstverschlimmerung handelt oder er den Therapieplan anpassen muss.

Durch vermehrte Belastung einzelner Muskelgruppen kann nach einer Übung oder Behandlungseinheit ein leichter Muskelkater auftreten. Dieser ist aber nicht gefährlich und zeigt nur, dass Sie auf dem richtigen Weg sind und Ihr Körper sich an die neuen Belastungen anpasst. Auch Müdigkeit und Erschöpfung sind mögliche Symptome nach der Physiotherapie.

Werden Übungen jedoch unsauber oder unsachgemäß ausgeführt, kann es z. B. zu Entzündungen, Blutergüssen oder Sturzverletzungen kommen.

Für einen maximalen Therapieerfolg ohne Verletzungen ist es deshalb wichtig, dass Sie sich eigenverantwortlich an den Therapieplan Ihres Physiotherapeuten halten. Alle Übungen sollten bezüglich der Intensität, Übungsausführung und Wiederholungsanzahl korrekt ausgeführt werden.

Nur so können Sie schnellstmöglich Ihre alte Stärke wiedergewinnen, Ihre Schmerzen lindern und neue Höchstleistungen erzielen.

Wenn Sie jedoch das Gefühl haben, dass sich das Übungsprogramm nicht mehr richtig anfühlt, sollten Sie sich an den Physiotherapeuten wenden, um die Übungsform überprüfen und das Übungsprogramm ergänzen/verschärfen zu lassen.

9. Bonuskapitel – Fuß- und Rückenschmerzen

Rückenschmerzen können viele Ursachen haben, auch Fehlstellungen und Fehlbelastungen der Füße können Schmerzauslöser sein. Beides kann Schäden in den Gelenken verursachen, zunächst nur im Fuß. Doch dabei muss es nicht bleiben. Die Schäden können letztlich Knie- und Hüftprobleme verursachen, woraus wiederum Wirbelsäulenschäden resultieren und somit Rückenschmerzen entstehen können.

Unsere Füße sind unser Fortbewegungsmittel Nummer 1 und tragen unser Körpergewicht und manchmal noch viel mehr. Sie sind echte Schwertransporter, die man gut pflegen sollte, denn solange sie nicht schmerzen und keine Probleme bereiten, machen wir uns kaum Gedanken. Erst wenn nicht nur die Füße, sondern auch der Rücken und der restliche Körper unter Fußfehlstellungen oder anderen Beeinträchtigungen leiden, handeln die meisten Menschen.

Fußfehlstellungen und Belastungen haben meist viele Ursachen. Zu den häufigsten zählen Übergewicht, Rheuma und ungeeignetes Schuhwerk. Manchmal sind Fußfehlstellungen angeboren oder aufgrund eines gebrochenen Fußes, der nicht korrekt verheilt ist, entstanden. Die Diagnose einer Fußfehlstellung kann von einem Physiotherapeuten anhand der Form des Fußes, seiner Haltung sowie des Längs- und Quergewölbes festgestellt werden.

Rückenschmerzen durch Fußleiden?

Knick-, Senk- und Plattfuß

Diese Fehlstellungen hängen in der Regel zusammen bzw. sind kombiniert. Das Fußlängsgewölbe sinkt ab, gleichzeitig kippt der Fuß zur Seite und ein Knick-Senkfuß entsteht. Infolgedessen kann es zu Beschwerden in den Knie- und Hüftgelenken kommen. Je nach Ausprägung können unklare Schmerzen in der Fußsohle und am inneren Fußrand auftreten. Ursache der Fehlstellung sind häufig geschwächte Muskeln, Faszien und vor allem eine schwache hintere Schienbeinsehne, die an der Innenseite des Fußes entlang verläuft und das Fußgewölbe stabilisiert. Bei der Entstehung eines Plattfußes spielen oft monotone Tätigkeiten im Sitzen eine große Rolle. Selten liegt eine genetische Anlage vor.

Spreizfuß

Beim Senk-Spreizfuß oder nur Spreizfuß senkt sich nicht das Längsgewölbe wie beim Plattfuß, sondern das Quergewölbe des Fußes ab. Die Mittelfußknochen zeigen nicht mehr nach vorne, sondern weichen immer mehr zur Seite ab, wodurch der gesamte Vorfuß absinkt und breiter wird, sodass der betroffene Fuß nicht mehr in die gewohnten Schuhe passt. Es kommt zur Ausbildung schmerzhafter Schwielen. Viele Betroffene haben das Gefühl, sie hätten immer Steinchen unter dem Fuß. Oft kommen weitere Probleme wie ein Hallux valgus hinzu. Als Ursache gilt meist das Laufen in komfortabel gepolsterten Schuhen, das Muskeln und Faszien kaum noch fordert und zu einer zunehmenden Schwächung dieser Strukturen führt.

Hallux valgus (Ballenzeh)

Der erste Mittelfußknochen neigt sich deutlich zur Außenseite des Körpers, abgewinkelt von den anderen Zehen. Die Ursache liegt in einer Verformung des ersten Mittelfußknochens, die das Zehengelenk an den Fußrand drückt. Der große Zeh neigt sich zu den anderen hin, die auch verformt werden können. Die Haut über dem Gelenk ist oft gerötet und verdickt. Ein Hallux valgus ist sehr schmerzhaft und die meist weiblichen Betroffenen haben zunehmend Schwierigkeiten, passende Schuhe zu finden, weil ihr Fuß aufgrund der Schwellung immer mehr Platz benötigt. Ursachen sind häufig die genetische Anlage sowie ein schwaches Bindegewebe in Kombination mit falschen Schuhen.

Einem Hallux valgus geht in der Regel ein Spreizfuß voraus.

Fersensporn

Tritt beim Auftreten im Bereich der Ferse ein extrem starker Druckschmerz auf, als würde bei jedem Schritt ein Nagel in die Ferse gestochen, spricht dies für einen sogenannten Fersensporn, einen knöchernen Auswuchs am Fersenbein, der durch Überlastung, Fehlstellungen oder Übergewicht entsteht. Die Betroffenen leiden zudem nach dem Aufstehen oft unter einem morgendlichen Anlaufschmerz. Im Tagesverlauf nehmen die Schmerzen zunächst meist ab, unter Belastung aber wieder zu. Die Schmerzen in der Ferse verhindern, dass die Betroffenen den Fuß richtig abrollen.

Training für den Fuß

Der Weg einer effizienten Therapie im Kampf gegen Rückenschmerzen führt über ein gezieltes Fußmuskeltraining. Eigentlich ganz einfach: Schuhe aus und los, denn das beste Training ist das Barfußlaufen. Das große Problem dabei: In unseren Alltag lässt sich dies nur schwer integrieren, denn sowohl die klimatischen als auch die sozialen Bedingungen machen es uns schwer. Zudem erschwert uns unser zivilisiertes Leben ein effizientes Fußmuskeltraining, denn Reize, die natürlicherweise beim Laufen in der Natur entstehen, bleiben aus. Das Gehen auf harten Böden schwächt die Tast- und Greiffunktion der Füße. Kommen noch falsches Schuhwerk oder starre Schuheinlagen hinzu, werden immer weniger Signale an das Gehirn gesendet. Die stimulierenden Eigenschaften während des Gehens bleiben aus oder sind auf ein Minimum reduziert. Die immer gleichbleibende Horizontalstellung schwächt zudem die Fußmuskel- und Gleichgewichtskoordination. Auch die Bewegung des Fußes ist immer die gleiche: Der Abrollvorgang erfährt keine Variation, sondern fällt stereotyp aus. Die Antwort des Gehirns, das die Muskulaturen stimulieren soll, fällt dementsprechend reduziert aus. Auf lange Sicht machen sich die Folgen bemerkbar: Die Fußmuskulatur baut sich ab.

Am besten kann man dies an einem einfachen Beispiel nachvollziehen. Ein Vormittag in einem Einkaufszentrum und die Füße beginnen schon nach kurzer Zeit zu schmerzen. Aber: Einen Tag lang wandern in den Bergen und trotz ausgeprägter Belastung schmerzen die Füße im Vergleich nur mäßig. Die Böden sind viel abwechslungsreicher als im Einkaufszentrum: steinig, glatt, matschig, rau, schräg, bergauf, bergab usw. Der Fuß wird natürlich ganz anders gefordert. Mit jedem Schritt werden dem Gehirn neue Reize geliefert. Die muskuläre Antwort muss hier jedes Mal individuell neu berechnet werden. Das ganze System „Fuß-Kopf-Steuerung" wird automatisch gut trainiert. Erhält die Fußmuskulatur neue Impulse, verbessern sich die Bewegungsabläufe.

Barfußlaufen hilft bei Rückenschmerzen

Unsere Füße tragen uns jeden Tag und wir behandeln sie denkbar schlecht. Was viele nicht wissen: Der komplette Bewegungsapparat ist von der Missachtung unseres Fundaments betroffen. In der Folge kommt es zu Knie-, Hüft- und Rückenproblemen. Barfußlaufen auf geeignetem

Untergrund stärkt den Gesamtorganismus. Insbesondere bei Rückenschmerzen und Bandscheibenproblemen, aber auch bei Knie- oder Hüftbeschwerden ist es ein wunderbares Mittel, den Bewegungsapparat wieder in Balance zu bringen.

Die Ursachen der Beschwerden werden oft nicht richtig erkannt, woraus überflüssige Operationen an Knie, Hüfte und Rücken resultieren. Dabei ist die Erklärung recht einfach: Die häufigste Ursache ist das Gehen in Schuhen mit relativ steifer Schuhsohle. Diese sorgt nämlich dafür, dass wir Kulturmenschen einen Gehstil praktizieren, der kaum noch etwas mit der natürlichen Bewegung zu tun hat.

Die Schuhsohle wirkt durch ihre Inflexibilität wie eine Gipsschiene, wodurch nahezu die gesamte Fußmuskulatur „außer Betrieb" gesetzt wird. Dadurch können die Muskeln den Fuß nicht mehr in seiner ursprünglichen, dreidimensionalen Form halten, weshalb der Fuß quasi zusammenbricht. Die Folgen sind Platt-, Senk-, Knick- oder Spreizfuß, Hallux valgus bis hin zu Fersensporn und Achillessehnenproblemen.

So oft wie möglich raus aus festem Schuhwerk

Unsere Füße und unser Rücken sind eine funktionelle Einheit. Die Stellung der Füße wirkt sich über Sehnen und Muskeln auf unsere gesamte Körperhaltung aus. Barfußlaufen kann Blockaden lösen und so den Rücken „entlasten". Also raus aus den unflexiblen Schuhen! Gönnen Sie Ihren Füßen etwas Gutes, laufen Sie so oft es geht barfuß und trainieren Sie damit Ihren gesamten Bewegungsapparat. Denn Fußprobleme – und damit Folgeerscheinungen wie Knie-, Hüft- und Rückenprobleme – lassen sich durch regelmäßiges Barfußlaufen oftmals lindern und sogar aus der Welt schaffen.

Tipp: Fangen Sie langsam an. Die Füße müssen sich erst an die wiedergewonnene Freiheit gewöhnen. Für den Anfang reichen ein paar Minuten. Sand, Wald und Wiesen eignen sich besonders gut. Später kann auch auf Asphalt und anderen glatten und harten Böden gelaufen werden.

Faszientraining mit Ball oder Holzkugeln

Sowohl gesunde als auch kranke Füße können vom Rollen über einen Ball profitieren – beginnend am

Großzehengrundgelenk mit Druck an der Fußinnenkante entlang bis zum Anfang der Ferse und wieder zurück. Anschließend das Ganze ein paar Millimeter weiter Richtung Fußmitte wiederholen. Das löst die Faszie, belebt den Fuß und verbessert den Stoffwechsel. Sehr effektiv sind auch Übungen mit unterschiedlich großen Holzkugeln. Dabei beginnt man mit den größeren Kugeln und wechselt nach einiger Zeit zu den kleineren. Damit wird die Fußfaszie gezielt stimuliert und die Muskelspannung gesenkt.

„Zehengreifer" kräftigt die Zehenmuskulatur

Sich mit den Zehen über einen geriffelten Untergrund nach vorn zu ziehen, ist ein sehr effektives Training für die Fußmuskeln.

Wer solche Übungen regelmäßig durchführt und möglichst häufig barfuß oder in Socken läuft, kann auf diese Weise die Muskulatur und den Bandapparat seiner Füße effektiv trainieren, dadurch Fehlstellungen entgegenwirken und Schmerzen selbst lindern.

Schuhe kaufen: Tipps für gesunde Füße

Die meisten Menschen kommen mit gesunden Füßen auf die Welt, doch im Alter haben viele Probleme damit. Eine häufige Ursache für Fußschmerzen sind die Schuhe: Sie können zu Muskelverspannungen und Fehlbelastungen von Knie, Hüftgelenk und Wirbelsäule führen. Um Schäden am Fuß vorzubeugen, sollte man beim Schuhkauf einiges beachten.

Tipps für gesunde Füße

Zu Hause: Möglichst häufig barfuß laufen, um die Füße zu entlasten und die Fußmuskulatur zu trainieren.

Büro: Wenn Sie bei der Arbeit viel stehen oder gehen, raten Experten zu einem individuellen Barfußschuh. Er stützt den Fuß und vermeidet so Fehlhaltungen. Vorsicht ist bei Schuhen mit hohen Absätzen geboten: Bereits ab drei Zentimeter Absatzhöhe verlagert sich das Gewicht von der Ferse auf den Vorfuß und kann dadurch zum Beispiel die Achillessehne belasten. Breitere Absätze sind wegen der besseren Druckverteilung günstiger als dünne.

Urlaub: An heißen Tagen sind offene und halboffene Schuhe eine gute Wahl. Flip-Flops sind auf Dauer nicht geeignet, weil sich die Zehen beim Tragen zusammenkralllen. Eine luftige Alternative sind Sandalen, die im vorderen Bereich und an der Ferse mit Riemen getragen werden. Atmungsaktive Materialien wie Leder sind besser als Plastik. Ballerinas mit sehr dünnen Ledersohlen und ohne Fußbett sind für lange Gehstrecken nicht geeignet. Sie geben dem Fuß nicht genug Halt.

Freie Natur: Bei Läufen und Wanderungen kommt es auf das richtige Abrollen an. Ihr Physiotherapeut kann das Abrollverhalten am Laufband oder in der Ganganalyse überprüfen. Für längere Spaziergänge im Gelände ist nicht unbedingt ein spezieller Wanderschuh nötig. Wichtig ist ein weiter, gepufferter Schuh mit einer rutschfesten Sohle. Wanderstiefel sind nur in gebirgigem Gelände, wegen der besseren Abstützung des Knöchels, vorzuziehen.

Tipps für den Schuhkauf

Vor dem Schuhkauf sollte man die Füße ausmessen. Dazu stellt man die nackten Füße auf ein Blatt Papier, umrandet sie mit einem Filzstift und schneidet die gemalte Fußform aus. Auf der Schablone lässt sich die richtige Größe für die Schuhe mit einem Zollstock, Maßband oder Lineal messen.

Schuhe sollte man lieber etwas zu groß als zu klein kaufen und dabei auf die richtige Weite vorne achten, denn der Vorderfuß darf nicht eingeschnürt werden.

Der beste Zeitpunkt für den Schuhkauf ist nachmittags, denn dann sind die Füße meist etwas größer als am Morgen.

Über den Autor

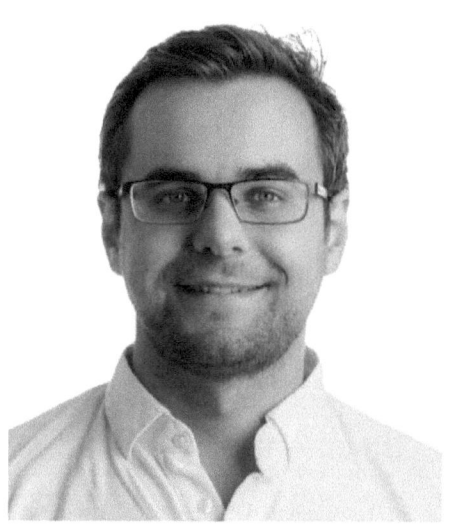

Ivan Golovko ist Physiotherapeut und Praxisinhaber. Durch langjährige Erfahrung, das Masterstudium in Osteopathie und den Austausch mit Kollegen aller Gesundheitsfachrichtungen hat er gemerkt, dass etwas mit dem Gesundheitssystem nicht stimmt. Schmerzproblematiken werden symptomatisch, medikamentös und operativ behandelt, jedoch ohne nachhaltigen Erfolg. Dies möchte er in seinem Praxisalltag zum Wohl der Patienten ändern

Hat Ihnen das Buch gefallen?

Jetzt gelangen Sie zu dem Teil des Buches, in dem ich Sie um einen Gefallen bitte. Sollten Sie es nicht bereits wissen, Rezensionen sind ein extrem wichtiger Bestandteil von Produkten. Kunden verlassen sich auf die Rezensionen anderer, wenn sie Kaufentscheidungen treffen. Ihre Rezensionen helfen meinen Büchern, auf dem schon fast überfüllten Amazon-Marktplatz sichtbarer zu werden. Sollten Sie Gefallen an diesem Buch gefunden haben, wäre ich Ihnen für Ihre Bewertung sehr dankbar.

Des Weiteren können Sie eine Bewertung auf der Amazon-Produktseite unter „Mythos Rückenschmerzen – warum Bettruhe und Schmerzmittel nicht mehr wirken" hinterlassen, indem Sie auf „Kundenrezension verfassen" klicken. Sie werden direkt zu der Login-Seite weitergeleitet.

Sagen Sie Ihre Meinung zu diesem Artikel

Kundenrezension verfassen

Ich lese wirklich jede Bewertung und jedes persönliche Feedback (praxis@gutegelenke.de), was mir enorm hilft, meine Bücher zu verbessern. Daher wäre ich Ihnen für eine offene und ehrliche Bewertung dieses Buches sehr dankbar.

Vielen Dank für Ihre Zeit und Ihre Unterstützung!

Quellen

1.

Blanpied, P. R., Gross, A. R., Elliott, J. M., Devaney, L. L., Clewley, D., Walton, D. M., ... & Boeglin, E. (2017). Neck pain: revision2017: clinicalpracticeguidelineslinkedtotheinternational classificationof functioning, disabilityand healthfromtheorthopaedicsectionof theAmerican PhysicalTherapy Association. Journal of Orthopaedic& Sports PhysicalTherapy, 47(7), A1-A83.Tsakitzidis, G., Remmen, R., Dankaerts, W., & Van Royen, P. (2013). Non-specificneck painand evidence-basedpractice. European scientificjournal, 9(3), 1-19.

2.

SimotasAC, Shen T. Neck painin demolitionderbydrivers. Arch PhysMedRehabil. 2005;86(4):693-696.

3.

Mitchell, T., Beales, D., Slater, H., & O'Sullivan, P. (2017). Musculoskeletalclinicaltranslationframework: fromknowingtodoing.

4.

Bier, J. D., Scholten-Peeters, W. G., Staal, J. B., Pool, J., van Tulder, M. W., Beekman, E., ... & Verhagen, A. P. (2018). Clinical practiceguidelineforphysicaltherapyassessmentand treatmentin patientswithnonspecificneck pain. Physicaltherapy, 98(3), 162-171.

5.

Lin, I., Wiles, L., Waller, R., Goucke, R., Nagree, Y., Gibberd, M., ... & O'Sullivan, P. P. (2020). Whatdoesbestpracticecare formusculoskeletalpainlooklike? Eleven consistentrecommendationsfromhigh-quality clinicalpracticeguidelines: systematicreview. British journalof sportsmedicine, 54(2), 79-86.

6.

Cohen, S. P., & Hooten, W. M. (2017). Advancesin thediagnosisand managementof neck pain. Bmj, 358, j3221.

7.

Cohen, S. P. (2015, February). Epidemiology, diagnosis, and treatmentof neck pain. In Mayo Clinic Proceedings (Vol. 90, No. 2, pp. 284-299). Elsevier.

8.

Okada, E., Matsumoto, M., Fujiwara, H., & Toyama, Y. (2011). Disc degenerationof cervicalspineon MRI in patientswithlumbardischerniation: comparisonstudywithasymptomaticvolunteers. European SpineJournal, 20(4), 585-591.

9.

Nakashima, H., Yukawa, Y., Suda, K., Yamagata, M., Ueta, T., & Kato, F. (2015). Abnormal findingson magneticresonanceimagesof thecervicalspinesin 1211 asymptomaticsubjects. Spine, 40(6), 392-398.

10.

Farrell, S. F., Smith, A. D., Hancock, M. J., Webb, A. L., & Sterling, M. (2019). Cervicalspinefindingson MRI in peoplewithneck paincomparedwithpain-freecontrols: A systematicreview and meta-analysis. Journal of MagneticResonanceImaging, 49(6), 1638-1654.

11.

CôtéP, Cassidy J D, Caroll L. The Saskatchewan Health and Back Pain Survey. The prevalenceof neck painand relateddisabilityin Saskatchewan adults. Spine1998; 23: 1689-98.

12.

Richards, K. V., Beales, D. J., Smith, A. J., O'Sullivan, P. B., & Straker, L. M. (2016). Neck postureclustersand theirassociationwithbiopsychosocialfactorsand neck painin Australianadolescents.

13.

Damasceno, G. M., Ferreira, A. S., Nogueira, L. A. C., Reis, F. J. J., Andrade, I. C. S., & Meziat-Filho, N. (2018). Text neck and neck painin 18–21-year-old youngadults. European SpineJournal, 27(6), 1249-1254.

14.

Slater, D., Korakakis, V., O'Sullivan, P., Nolan, D., & O'Sullivan, K. (2019). "SitUp Straight": Time toRe-evaluate. journalof orthopaedic& sportsphysicaltherapy, 49(, 562-564.

15.

Hill, L., Aboud, D., Elliott, J., Magnussen, J., Sterling, M., Steffens, D., & Hancock, M. J. (2018). Do findingsidentifiedon magneticresonanceimagingpredictfutureneck pain? A systematicreview. The SpineJournal, 18(5), 880-891.

16.

Kim, R., Wiest, C., Clark, K., Cook, C., & Horn, M. (2018). Identifying risk factors for first-episode neck pain: A systematic review. Musculoskeletal Science and Practice, 33, 77-83

17.

Sterling, M., De Zoete, R. M., Coppieters, I., & Farrell, S. F. (2019). Best evidence rehabilitation for chronic pain Part 4: Neck pain. Journal of clinical medicine, 8(, 1219.

18.

Verwoerd, M., Wittink, H., Maissan, F., de Raaij, E., & Smeets, R. J. (2019). Prognostic factors for persistent pain after a first episode of nonspecific idiopathic, non-traumatic neck pain: A systematic review. Musculoskeletal Science and Practice.

19.

Weber, C., Behbahani, M., Baardsen, R., Lehmberg, J., Meyer, B., & Shiban, E. (2017). Patients' beliefs about diagnosis and treatment of cervical spondylosis with radiculopathy. Acta neurochirurgica, 159(12), 2379-2384.

20.

Parikh, P., Santaguida, P., Macdermid, J., Gross, A., & Eshtiaghi, A. (2019). Comparison of CPG's for the diagnosis, prognosis and management of non-specific neck pain: a systematic review. BMC musculoskeletal disorders, 20(1), 81.

21.

Chen, X., Coombes, B. K., Sjøgaard, G., Jun, D., O'Leary, S., & Johnston, V. (2018). Workplace-based interventions for neck pain in office workers: systematic review and meta-analysis. Physical therapy, 98(1), 40-62.

22.

Andersen, L. L., Kjaer, M., Søgaard, K., Hansen, L., Kryger, A. I., & Sjøgaard, G. (2008). Effect of two contrasting types of physical exercise on chronic neck musclepain. Arthritis Care & Research: Official Journal of theAmerican College of Rheumatology, 59(1), 84-91.

23.

Heredia-Rizo, A. M., Petersen, K. K., Madeleine, P., & Arendt-Nielsen, L. (2019). Clinical outcomesand centralpainmechanismsareimprovedafter uppertrapezius eccentrictrainingin femalecomputeruserswithchronicneck/shoulderpain. The Clinical journalof pain, 35(1), 65-76.

24.

HushJM, Lin CC, MichaleffZA, VerhagenA, RefshaugeKM. Prognosis of acuteidiopathicneck painispoor: a systematicreview andmeta-analysis. Arch. Phys. Med. Rehabil. 92(5), 824–829 (2011).

25.

VerhagenAP. Physiotherapymanagementof neck pain. J Physiother. 2021 Jan;67(1):5-11. doi:

10.1016/j.jphys.2020.12.005. Epub 2020 Dec 24. PMID: 33358545

26. Fandim JV, Nitzsche R, Michaleff ZA, Pena Costa LO, Saragiotto B. The contemporary management of neck pain in adults. Pain Manag. 2021 Jan;11(1):75-87. doi: 10.2217/pmt-2020-0046. Epub 2020 Nov 25. PMID: 33234017

27. Uddin, Z. (2022). Sitting up straight: the crooked truth on sitting posture with back pain. Eastern Journal of Healthcare, 2(1), 34–35. https://doi.org/10.31557/ejhc.2022.2.1.34-35